NEW 実践！ナースのための看護記録

【第4版】

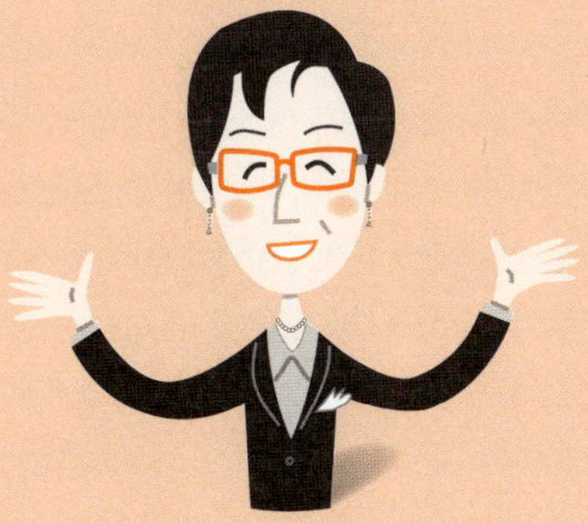

青森中央学院大学
看護学部教授　古橋 洋子 著

Gakken

●編集担当―――――――― 谷口　友紀
●編集協力―――――――― 新居　功三（ニイ編集室）
●表紙・カバーデザイン― 持田　哲
●表紙・カバーイラスト― 志賀　均
●本文イラスト――――― 小池まいこ

はじめに

時代の変化とともに，病院でもIT化が進められてきました．しかし，平成から令和へと元号が変わり，当たり前のように電子カルテが使われるようになったといっても，まだ紙カルテから脱却できず，病院での取り組みに頭を悩ませている方も多いことと思います．また，看護界は専門看護師，認定看護師，特定看護師など専門性を生かした各分野の発展があり，時代の流れとそれに伴う医療環境の変化とともに大きな変革を求められています．

このように医療・看護にさまざまな変化が押し寄せていても，看護記録の法的位置づけは明確です．そして私たち看護師は個人情報の保護や医療情報の公開・開示を常に意識して看護記録に向き合いながら，毎日の業務に取り組む必要があります．

そのためには，すべての医療従事者が１人の患者を中心に各職種の問題点を共有できるようにしていくことが必要になっています．すなわち１人の患者の問題を，医師，看護師，薬剤師，理学療法士など各職種と，NST（栄養サポートチーム）などの医療チームが，どうとらえ，どう解決していこうとしているのかをみえるようにすることが必要です．

これにはPOS（問題志向型システム）の基本を理解し，すべての職種で十分に機能させることが必要になってきます．それは看護分野においては看護過程の基本となります．そのため本書は初版当時から，看護学生には「看護記録を初歩から学べる学習書」として予習や復習に，また臨床の看護師には「生涯の学習書」として活用できるよう構成に配慮しています．

とくにデータベースからの情報収集・アセスメントをどのように考え，どのように看護記録に結びつけていくかについての解説にページ数を割きました．たとえば看護過程のなかで看護学生や看護師がもっとも苦手とするアセスメントを，構造図として示すことにより論理的な思考ができ，文章化しやすくなる点について，詳しく解説しています．

電子カルテの発展に伴い，共通言語を使用せざるを得ない状況をふまえ，看護診断（NANDA-I）・看護成果（NOC）・看護介入（NIC）の考え方や基本的な書き方も，最新の情報を交えて加筆しました．また，他の本では触れられていない看護記録の院内監査方法を，ラダー教育やキャリアアップを目指すためには必要不可欠であることを考慮し解説しています．

最後になりましたが，学研メディカル秀潤社代表取締役社長の影山博之さんには７年ぶりになる本書の改訂を推進していただき，編集に際しては向井直人さんにたくさんのお力添えをいただきましたことを感謝します．

2019年９月

古橋洋子

CONTENTS　目次

1 看護記録とカルテ開示 …… 1

看護記録の目的 …… 7
- 看護記録には何が書かれているの？ …… 7

患者さんが理解できる看護記録を …… 9
- 注目され始めたカルテ …… 9

「カルテ開示」とは …… 10
- 希望すればカルテはみられる …… 10
- 診療情報提供についての基本的な考え方 …… 11

2 看護記録と法律の関係 …… 13

事故で入院した患者さんの容体急変の記録をめぐる裁判 …… 16
- 入院中の経過と看護師の行動 …… 16
- 事例の解説 …… 16
- 看護記録上での注意点―「感」のつく言葉に注意! …… 17

看護の仕事がみえる看護記録のために …… 18
- だれがみても理解できる看護記録を書くために …… 18
- 記録は形式に沿って正しく！ …… 19
- 誤った記録例にみられた問題点 …… 20

看護師と個人情報 …… 22
- 法律で守られる個人情報 …… 22

3 電子カルテの発展 …… 25

医療現場のIT化 …… 28
- IT化とは …… 28
- 電子カルテとエビデンス …… 28
- わが国のIT化の流れと現状 …… 29

電子化の基本：共通言語の必要性 …… 31
- 医師の場合 …… 31
- 看護師の場合 …… 31
- 看護成果分類(NOC)と看護介入分類(NIC) …… 32

次世代医療ICT基盤協議会 …… 32

ビッグデータ活用とその現状 …… 33
- DPC(包括医療費支払い制度，診断群分類包括評価) …… 33
- 都立・公社14病院の「診療データ一元化」 …… 33
- 日本看護協会「DiNQL」 …… 34

電子カルテ導入のメリット …… 34

IT化を支える専門職 ……35
- 診療情報管理士 ……35
- 医療情報技師 ……36
- POS医療認定士 ……37

4 看護過程とPOSの関係 ……39

看護過程とPOS ……42
- 看護過程の5段階とPOSとの違い ……42
- 看護過程のステップ ……42
- POSのステップ ……45
- POSの経過記録 ……47
- 事例の経過記録の書き方と計画の説明 ……51

5 患者さんの情報収集とは？ ……53

看護における情報収集とは ……56
- 丸橋さんに関する情報収集の記録 ……56
- 看護師と医師の情報収集の違い ……58
- 看護情報収集における“視点” ……58
- 看護理論とは ……59
- 患者さんに合わせて情報収集を ……61
- 情報収集のコツ ……62
- 個人情報とプライバシーの問題 ……63

6 アセスメントで困らないために ……65

アセスメントの考え方とフィジカルアセスメント ……68
- 看護におけるフィジカルアセスメント ……70
- データベースに合わせたフィジカルアセスメント ……72

アセスメントの諸段階とデータのとり方 ……75
- 行動のパターン化の進め方と注意点 ……75
- アセスメントの3つのステップ ……76
- フォーカスアセスメントの3つのポイント ……77
- 正確なデータのとり方 ……78
- データベースを活用したアセスメントの指針 ……80

7 問題点（看護診断）とその表現方法 …… 85

もっと看護診断を！ …… 88

- 「看護診断」と「看護の共通言語」って何？ …… 88
- 看護診断の構成要素 …… 91
- 看護診断の表現方法－問題焦点型とリスク型 …… 92
- 正しい看護診断のために …… 96

8 患者目標（期待される結果）と看護計画 …… 97

患者目標の考え方 …… 100

- 問題焦点型看護診断（3部形式）の復習 …… 100
- リスク型看護診断（2部形式）の復習 …… 101
- 患者目標と看護目標の違い …… 101
- 患者目標を評価できる言葉で工夫 …… 102
- 患者目標の作成 …… 103
- 看護成果分類（NOC）の効果 …… 104

看護計画を立案する …… 105

- 看護計画の3要素 …… 105
- 患者さんとともに立てる看護計画（患者参画型看護計画） …… 105

標準看護計画の使い方 …… 107

- 必要な部分だけを効果的に …… 107

9 経過記録1 …… 109

経過記録とは …… 112

- 経過記録の基本 …… 112
- 看護診断に対する患者目標の設定と看護計画の立案 …… 113

10 経過記録2 …… 117

フローシートの役割 …… 120

- フローシートが必要な理由 …… 120
- POS（問題志向型システム）とフローシート …… 121
- フローシートの工夫 …… 121
- フローシートの活用 …… 122

クリティカルパスの導入 …… 125

- クリティカルパスのさまざまな効果 …… 125

11 経過記録3 ……127

そのほかの経過記録 ……130
- 突然の出来事を記録するには ……130
- 経時記録の記載の例 ……130
- 一時的問題の記録「テンポラリー」って何？ ……131
- 叙述型看護記録が効果的なケース ……133

12 カルテ開示に向けた看護記録のあり方 ……135

カルテ開示の考え方と記載のポイント ……138
- カルテ開示は何のため？ ……138
- 看護記録の重要性 ……139
- 実例から学ぶ看護記録の失敗例 ……139

13 看護体制の充実と看護記録 ……143

看護体制の変遷とその意義 ……146
- 看護体制の変遷と看護師の責任との関係 ……146
- プライマリナーシングの登場 ……147
- 責任ある看護体制が，看護師の意識改革につながる ……149

14 看護監査（経過監査） ……151

監査の基本的理解と実施の方法 ……152
- 監査とは ……152
- 「日本POS医療学会」の監査 ……152
- 病院内の監査体制のつくり方 ……153
- 形式の監査と質の監査 ……155
- 監査する側の準備 ……160

付録 機能的健康パターンに沿った看護記録用紙の実際例 ……165

文献 ……177
INDEX ……178

1

看護記録とカルテ開示

看護師は病院，診療所，訪問看護ステーションなど，さまざまな場所で働いていますが，そのすべてで看護師に「看護記録」を書くことが義務づけられています．患者さんに行われたことを看護師はすべて記録しなければなりません．

看護学生の皆さんは，まだあまりなじみがないかもしれません．看護学生が臨地実習のときに書く記録は「実習記録」といわれますが，これはいずれ看護師になり臨床に出たときに「看護記録」を書くための大切な基礎となります．“「看護記録」と「実習記録」の基本は同じ”ということを覚えておいてください．ここでは，まず「看護記録」の書き方・考え方を，さまざまな角度から説明し，「看護記録」はどのように書かねばならないかについて考えていきます．

また，患者さんが自分の病気に疑問を感じると，自分のカルテ(診療録，看護記録など)をみて，事実を確かめたいという思いを抱きます．そのほかにも，医師や看護師の説明に納得していない場合や，医療従事者の態度に疑問をもった場合，不幸にして医療事故に遭遇してしまった場合に，患者さんは医師や看護師のちょっとした振る舞いの一つひとつに疑問を感じ，日々悶々と考え続け，自分のことがどのようにカルテに書いてあるのかみてみたいという気持ちにかられることがあります．そのような疑問などにも対処できるように「カルテ開示」についても考えてみましょう．

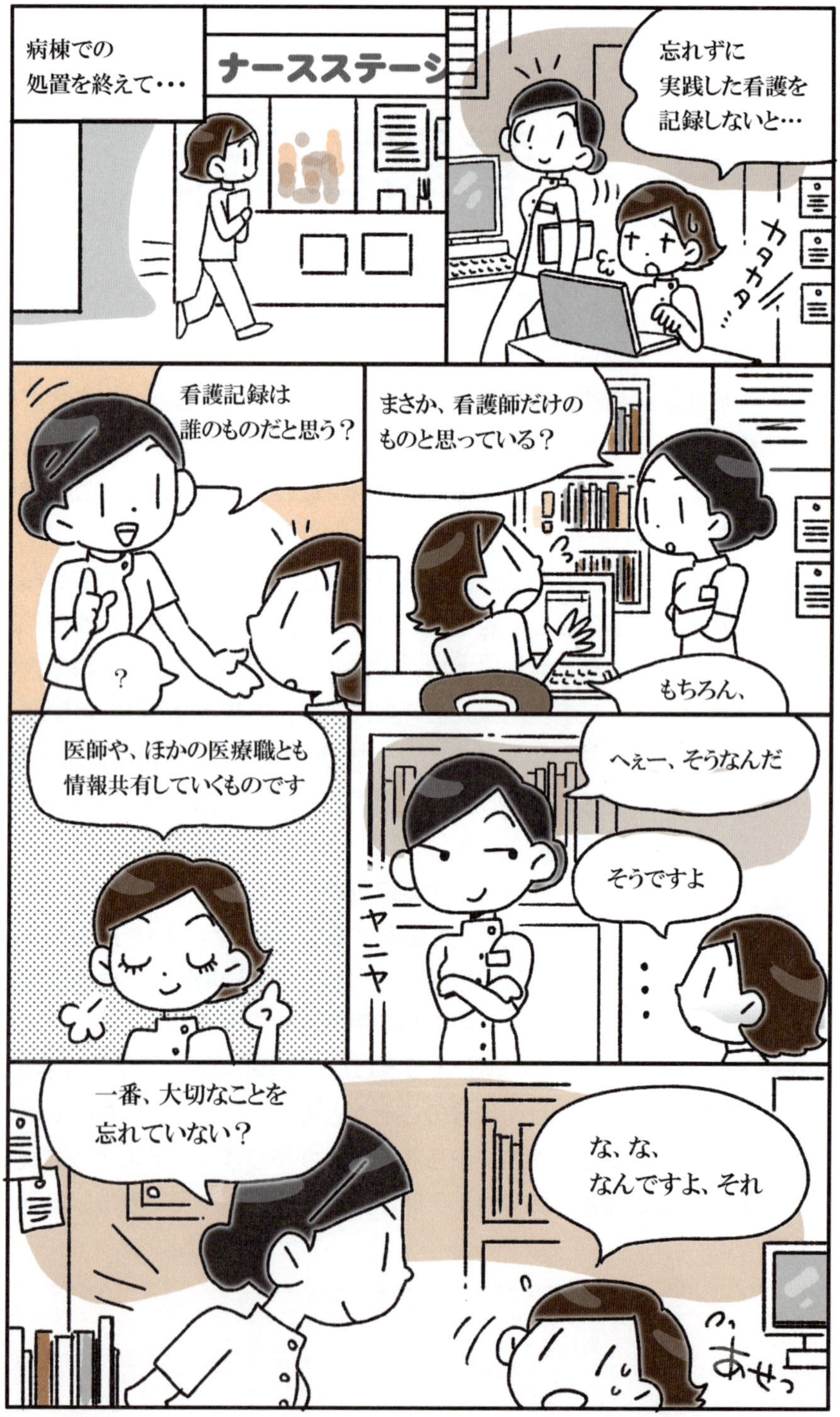
病棟での
処置を終えて・・・
ナースステーシ
忘れずに
実践した看護を
記録しないと…
カタカタ…
看護記録は
誰のものだと思う？
?
まさか、看護師だけの
ものと思っている？
もちろん、
医師や、ほかの医療職とも
情報共有していくものです
へぇー、そうなんだ
そうですよ
ニヤニヤ
一番、大切なことを
忘れていない？
な、な、
なんですよ、それ
あせっ

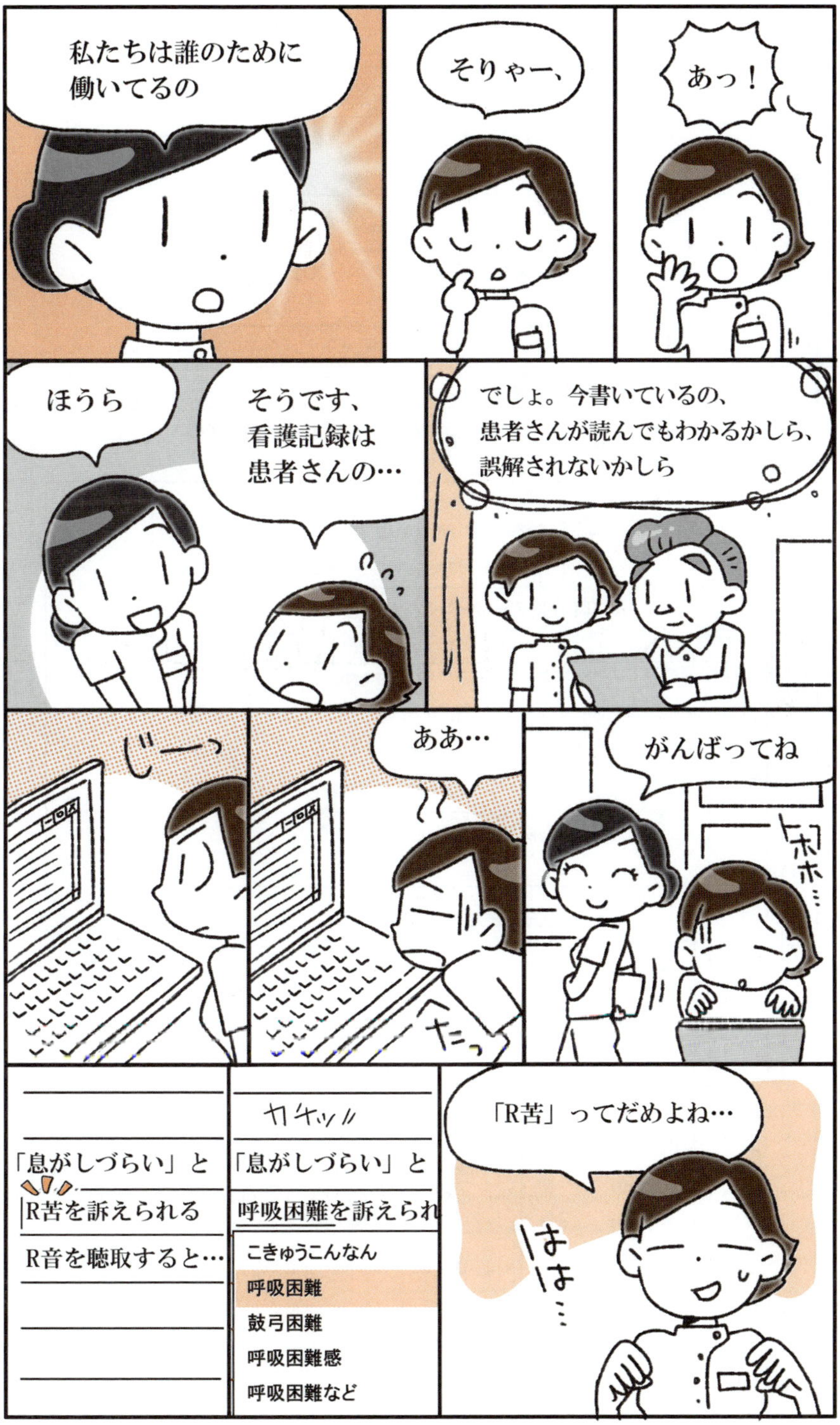
私たちは誰のために働いてるの
そりゃー、
あっ！
ほうら
そうです、看護記録は患者さんの…
でしょ。今書いているの、患者さんが読んでもわかるかしら、誤解されないかしら
じーっ
ああ…
がんばってね
ホホホ…
「息がしづらい」と
R苦を訴えられる
R音を聴取すると…
カチッ!!
「息がしづらい」と
呼吸困難を訴えられ
こきゅうこんなん
呼吸困難
鼓弓困難
呼吸困難感
呼吸困難など
「R苦」ってだめよね…
ははっ…

入院時看護データベース (p.7の解説を参照)

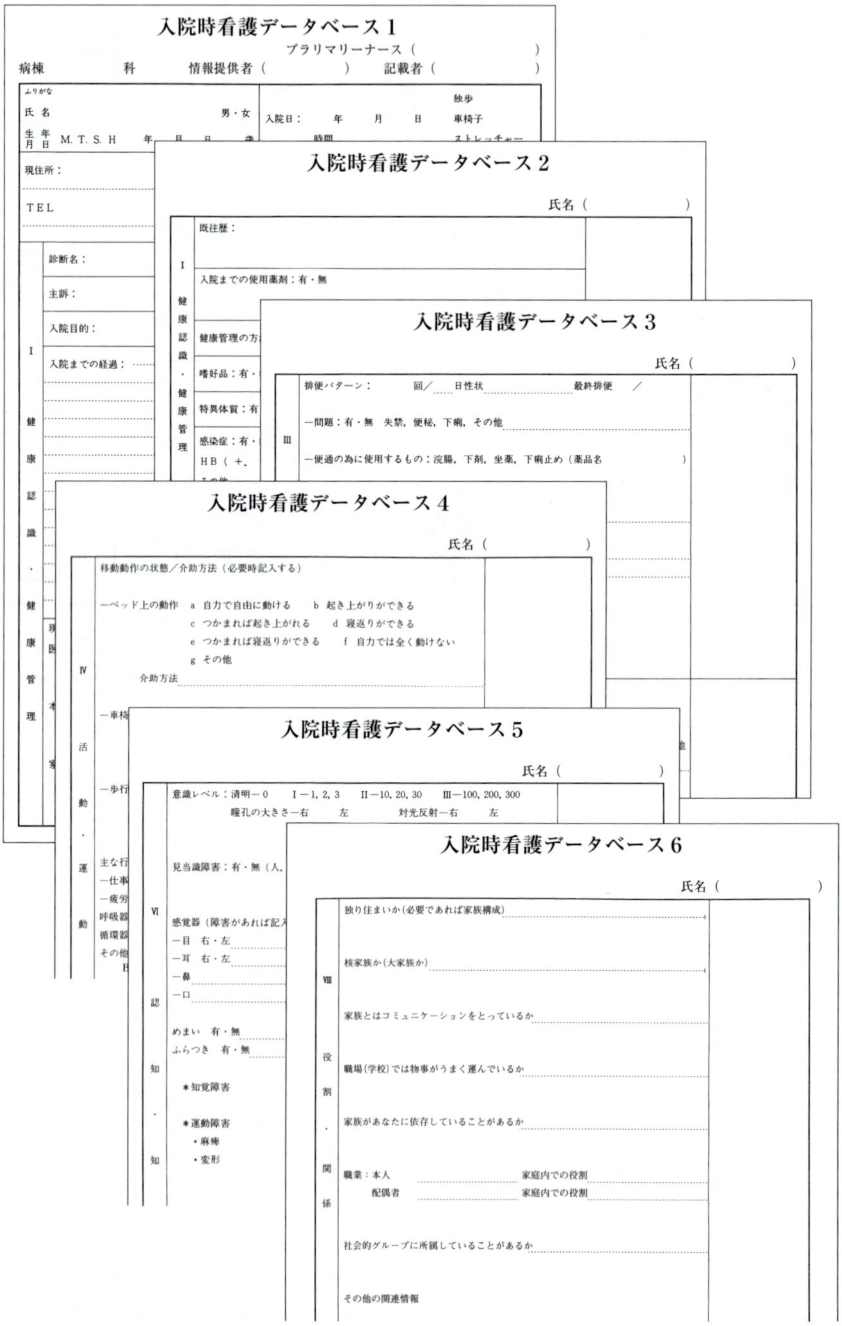

入院時看護データベース 1

プラリマリーナース（　　　）

病棟　　科　　情報提供者（　　）　記載者（　　）

ふりがな

氏 名　　男・女

生年月日　M. T. S. H　年　月　日　歳

入院日：　年　月　日　時間

独歩
車椅子
ストレッチャー

現住所：

TEL

I 健康認識・健康管理

診断名：

主訴：

入院目的：

入院までの経過：

入院時看護データベース 2

氏名（　　）

I 健康認識・健康管理

既往歴：

入院までの使用薬剤：有・無

健康管理の方

嗜好品：有・

特異体質：有

感染症：有・

HB（＋，

入院時看護データベース 3

氏名（　　）

III

排便パターン：　回／　日性状　最終排便　／

―問題：有・無　失禁，便秘，下痢，その他

―便通の為に使用するもの：浣腸，下剤，坐薬，下痢止め（薬品名　）

入院時看護データベース 4

氏名（　　）

IV 活動・運動

移動動作の状態／介助方法（必要時記入する）

―ベッド上の動作　a 自力で自由に動ける　b 起き上がりができる
c つかまれば起き上がれる　d 寝返りができる
e つかまれば寝返りができる　f 自力では全く動けない
g その他

介助方法

―車椅

―歩行

主な行
―仕事
―疲労
呼吸器
循環器
その他

入院時看護データベース 5

氏名（　　）

VI 認知・知

意識レベル：清明―0　I―1, 2, 3　II―10, 20, 30　III―100, 200, 300
瞳孔の大きさ―右　左　対光反射―右　左

見当識障害：有・無（人，

感覚器（障害があれば記入
―目　右・左
―耳　右・左
―鼻
―口

めまい　有・無
ふらつき　有・無

＊知覚障害

＊運動障害
・麻痺
・変形

入院時看護データベース 6

氏名（　　）

VIII 役割・関係

独り住まいか（必要であれば家族構成）

核家族か（大家族か）

家族とはコミュニケーションをとっているか

職場（学校）では物事がうまく運んでいるか

家族があなたに依存していることがあるか

職業：本人　家庭内での役割
配偶者　家庭内での役割

社会的グループに所属していることがあるか

その他の関連情報

看護問題リスト・看護計画（p.8の解説を参照）

看護問題(看護診断)リスト

氏名（　　　　　　）

年月日	#	看護問題点(看護診断)	解決年月日

看　護　計　画

氏名（　　　　　　）No.

年月日	#	患者目標(期待される結果)	P	評価日	サイン

経過記録・フローシート（p.8の解説を参照）

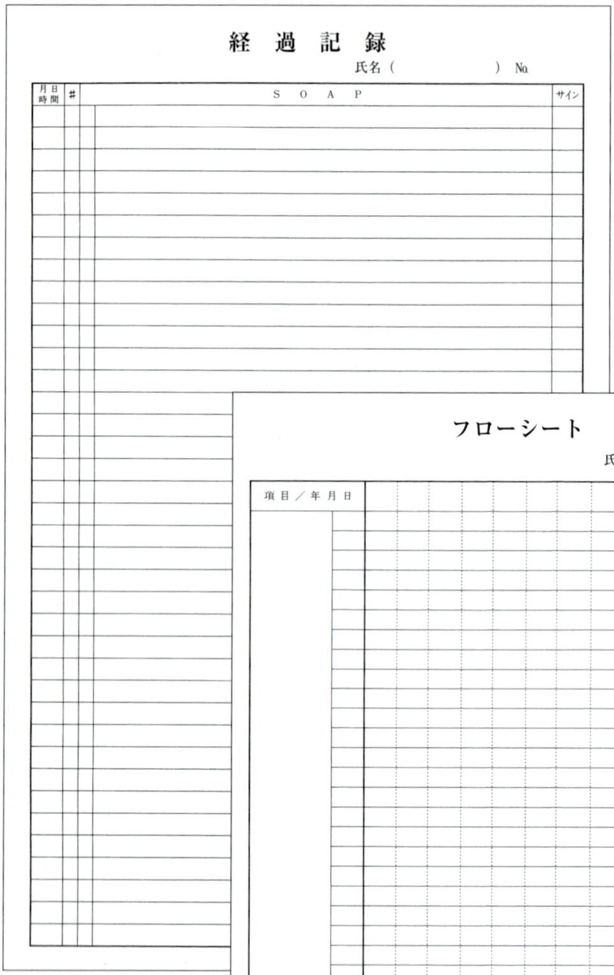

経 過 記 録

氏名（　　　　　　）№

月日 時間	#	S O A P	サイン

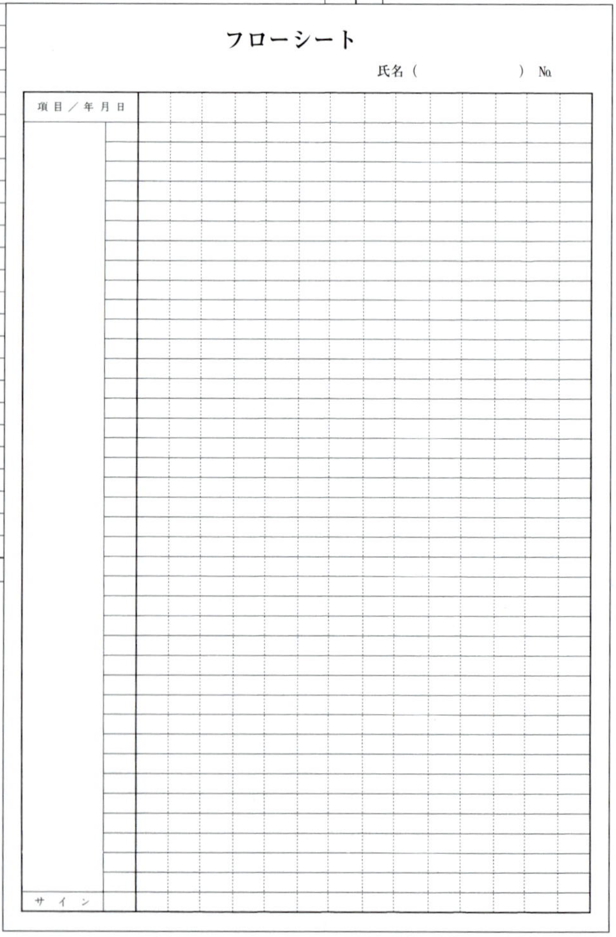

フローシート

氏名（　　　　　　）№

項目／年月日	
サイン	

看護記録の目的

看護記録には何が書かれているの？

病棟で使用されている記録はカルテ(Karte，ドイツ語)，チャート(Chart，英語)などとよばれていますが，日本語では「診療記録」といい，診療録，処方せん，手術記録，看護記録，検査所見記録，X線写真，紹介状，退院した患者にかかわる入院期間中の診療経過の要約そのほかの診療の過程で患者の身体状況，病状，治療などについて作成，記録または保存された書類，画像などの記録をいいます(厚生労働省「診療情報の提供等に関する指針」).

病棟で看護師は患者さんがかかえている問題点や，それを改善するための看護計画などを看護記録として書きます．また，患者さんがどう変化してきたかなど，その状況やケア実施時の患者さんの様子，患者さんの言葉，看護師が観察したことなどを書きます．それらを読むことで，第三者でも，その患者さんの毎日の変化を知ることができます．

「看護記録は何が書かれているの？」の答えは，もうおわかりですね．

「看護記録」とは，患者さんの健康について患者さんとともに考えるためのものです．よりよい方向へと向かうために，どのような看護ケアを行うのが望ましいか，そのケアにより患者さんがどのように変化していったのか，その経過がみえるように記録しています．

看護学生の皆さんが学校で書いている実習記録は，1人の患者さんの問題を患者さんとともに考えていくプロセスを記録にしたものです．

では，看護記録にはどんなものがあるのか，その種類をみてみましょう．

ここでは看護記録の種類について，一般的に病棟で使用されている記録用紙をもとに説明します．そのため，外来，手術，在宅の記録などは含んでいない点をお断りしておきます．また，記録の書き方はすべてPOS(problem oriented system，問題志向型システム)の記録形式に準じています(POSの詳細は「第4章　看護過程とPOSの関係」参照).

1 看護データベース(p.4参照)

データベース(database；DB)とは，コンピュータにより蓄積や検索ができるように整理された情報の集まりことです．ここで「看護データベース」と表現しているものは，一般に「看護記録１号用紙」または「情報収集用紙」や「入院時看護記録」とよばれているものを指しています．本書では電子カルテでの対応も考えているため「看護データベース」と表現しています．入院時に看護師が患者さんにインタビューしながら観察し，どこに問題があるかを情報収集し，アセスメントするための用紙です．

看護師が観察し，アセスメントできる看護の視点(一般的にはバージニア・ヘンダーソンやカリスタ・ロイなどの看護理論による視点)で項目が作成されています．

2 看護問題リスト(p.5参照)

観察で得られた情報をアセスメントした結果から，患者さんの問題点を記載する用紙です．問題点は１つとは限らないため，いま何がいちばん問題で，早く解決に取り組まなければならないか，もっとも優先されるものを示しておく必要があります．そのため，それぞれの問題点には数字で番号を付け優先順位を表しています．記録上では「＃」(ナンバーサイン)が優先順位の数字の前につけられています．本書でも「＃」を使用して説明します．

3 看護計画(p.5参照)

患者さんの問題点を解決するための患者目標(患者さんの問題を解決するために何をどのように行っていくかの具体的な行動目標)と，具体策(毎日，計画的に行うための具体的な行動プラン)を記載する用紙です．

4 経過記録(p.6参照)

毎日実践している看護ケアの内容を，看護問題ごとに「患者さんの言葉」「看護師が観察した内容」「実施した援助内容」を記載し，それが患者目標に合っていたか，何か実施できないことがあったかについてアセスメントして，プラン(看護計画)の修正を行う記録用紙です．

5 フローシート(p.6参照)

一般に「経過観察記録用紙」ともよばれ，毎日，どの患者さんにもスタンダード(標準)に行われている医療・看護行為の実施内容が記載される用紙です．

バイタルサイン，与薬，検査，看護処置，看護ケアの方法などが１つの表として記載されていて，患者さんの現在の状態と処置の経過などが一目瞭然になっている記録用紙です．

患者さんが理解できる看護記録を

注目され始めたカルテ

近年，信じられないような医療事故が起きています．医療事故はあってはならないものですが，万一事故が起こったときには，そのときの「記録」が必ず重要になり，事故を振り返るカギとなります．その記録のなかには，もちろん看護記録も含まれています．

また，個人情報の保護に関する法律（略称：個人情報保護法）の観点から，患者さんから「カルテ開示」（診療情報開示，後述）の要請があったときには，看護師が書いた看護記録も患者さんに，その内容を明らかにしなければなりません．過去の看護教育では，私たち看護師は「カルテは患者さんにみせてはいけないもの」，また「みられないようにするべきものである」という教育を受けてきました．病室にカルテを持っていくなど言語道断と指導されていたのです．

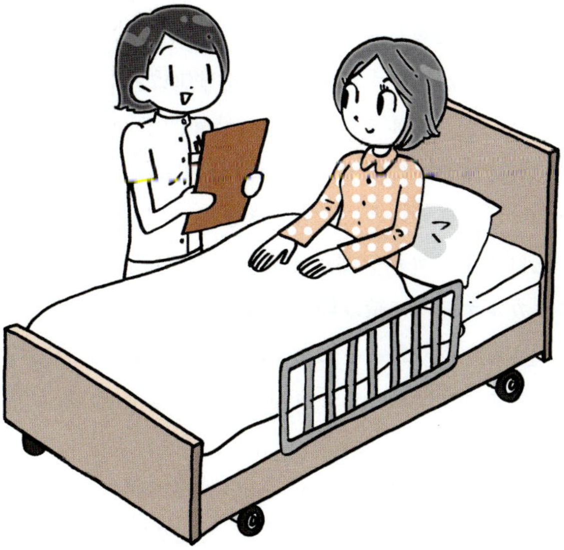

カルテが医療従事者以外の人にも読まれるという考え方がなかったため，看護記録の内容も自ずと私たち看護師にしか理解できないような記録方法によるものになりがちでした．つまり，看護師以外の人には伝わりにくい記録であったといえます．

私たち看護師は一生懸命実践したことに自信をもって記録してきましたが，「記録」に対して，いまひとつ自覚が不足していたため，かつては看護教育または臨床の場においても「記録方法」に関する教育がなされていませんでした．

いま，医療事故や「カルテ開示」という考え方を前にして，「行ったことを伝えるために，どのように記録すべきか」が問われています．看護記録は「記録」として残すものであること，人に事実が伝わるように書かねばならないものであることを，ここで皆さんに認識していただきたいと思います．

「カルテ開示」とは

希望すればカルテはみられる

約40年前までは，カルテ(診療記録)を一般の人がみることなど考えられない時代がありました．しかし，時代の流れのなかで「患者の健康状態の変化に関する個人情報に関することは医療従事者だけが知っていればよい」という考え方から「患者の健康上の体の変化に関することは，患者自身も知っておく必要がある」という考え方に変わってきました．

現在では，患者さんが希望すればカルテを確実にみることができるようになりました．患者さんが「カルテ開示」(診療情報開示)を希望する場合には，そのための申請を行えばよいのです．さらに病院によっては，希望すればカルテの必要な部分のコピーをもらうこともできます．

全国で，いちばん早くカルテ開示を提唱したのは東京都立の各病院でした．1999年11月よりカルテ開示に踏み切り，現在では看護計画(ケアプラン)立案にあたっては，できるかぎり患者さんとともに考えながら行うという方法を実施しています．このような経過から「カルテ開示」は全国に広がり，当然のこととして受け入れられています．

ただし，患者さんから「カルテ開示」についての問い合わせがあった場合には，まず，その病院が現在カルテ開示に対してどのような手続きを踏んでいるかを知っておく必要があります.

診療情報提供についての基本的な考え方

厚生労働省は，2003年９月にすべての医療従事者を対象に「診療情報の提供等に関する指針」を公表しました．これは医療従事者による患者・家族などへの診療情報の提供を推進するために，全国の各医療機関，医療従事者，団体に向けて遵守を要請しているものです.

また，厚生労働省は2003年５月に成立した「個人情報の保護に関する法律」(略称：個人情報保護法)の医療機関への適用について検討した結果，2004年12月に「医療・介護関係事業者における個人情報の適切な取り扱いのためのガイドライン」を公表しました.

これらの厚生労働省の通達を受けて，日本看護協会では随時「看護業務基準」を改訂するなどの対応をしています．とくに記録に関しては「看護業務基準」において「看護実践の一連の過程は記録する」と規定し，看護記録の記載を看護者の責務としています.

詳しくは，看護師の倫理綱領も含めて詳しく解説されていますので「看護に生かす基準・指針・ガイドライン集」*(日本看護協会編)を参照してください.

1 医療従事者と患者の信頼関係の強化，情報の共有化による医療の質の向上

よりよい効果をもたらす医療は，一方的に提供されるものではなく，患者さん自らが病気の内容や治療方針について理解することが必要になります．その結果，医療従事者と患者さんが情報を共有し，患者さんの自己決定の尊重および相互の信頼と協力に基づいて，病気を克服するものでなければなりません(インフォームド・コンセントの理念の一環として位置づけられます).

2 インフォームド・コンセント

「インフォームド・コンセント」は「説明と同意」と訳されています．しかし，それに患者さんの「選択・自己決定」を加えることが必要です．医師や看護師が治療方針や看護ケアを説明し，患者さんが納得して選ぶことが重要です．患者さんが自分で納得するまで説明を受け，自ら その方法を選ぶことも「インフ

＊**看護に生かす基準・指針・ガイドライン集**：日本看護協会編「看護に生かす基準・指針・ガイドライン集2018」(日本看護協会出版会，2018)が最新版.

ォームド・コンセント」です．要するに自分の健康は自分が主体的に守ることになります．

3 個人情報の自己コントロール

プライバシーの保護や自己決定についての社会的な意識の変化により，他人が収集した個人に関する情報の内容は本人が知ること，およびその内容をコントロールすることを認めるべきであるという考え方になってきました．

4 診療情報を提供する対象者

「患者さん本人のみ」が基本になります．本人以外の者(親権者，配偶者，後見人など)への情報提供については，本人の同意もしくは本人の理解・判断能力が欠けている場合に限り厳密に考えるべき，とされています(未成年者を一律に判断能力が不十分なものとして扱うことの適否は問題となり得ます)．

5 がんの告知

わが国では従来，医師から本人に告げずに家族に告げるという取り扱い方が行われていましたが，本人に理解・判断能力がある場合には，情報はまず患者さん本人に提供するのを原則とすべきである，とされています．

2

看護記録と法律の関係

「看護記録」は，患者さんの健康について患者さんとともに考え，よりよい方向に向かうためには，どのような看護ケアを行うのが望ましいか，そのケアにより患者さんがどのように変化していったのか，その経過がみえるように記録するものです．

しかし，看護記録にはもう一つ，看護師自身の職務を守るという大きな役割もあります．

ここでは，ある医療事故をめぐる看護記録の例から，看護記録の大切さについて考えてみたいと思います．

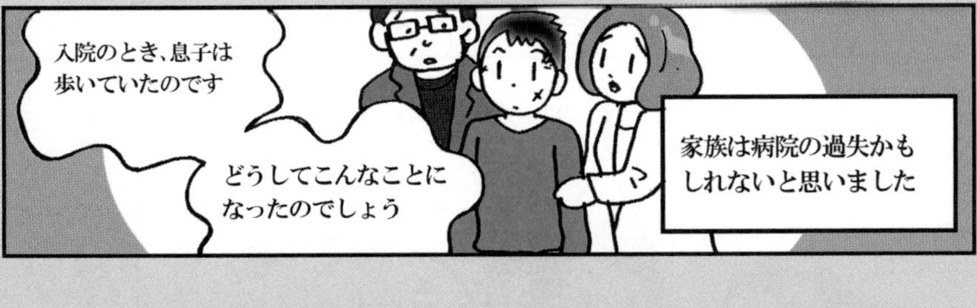

入院のとき，息子は歩いていたのです
どうしてこんなことになったのでしょう
家族は病院の過失かもしれないと思いました

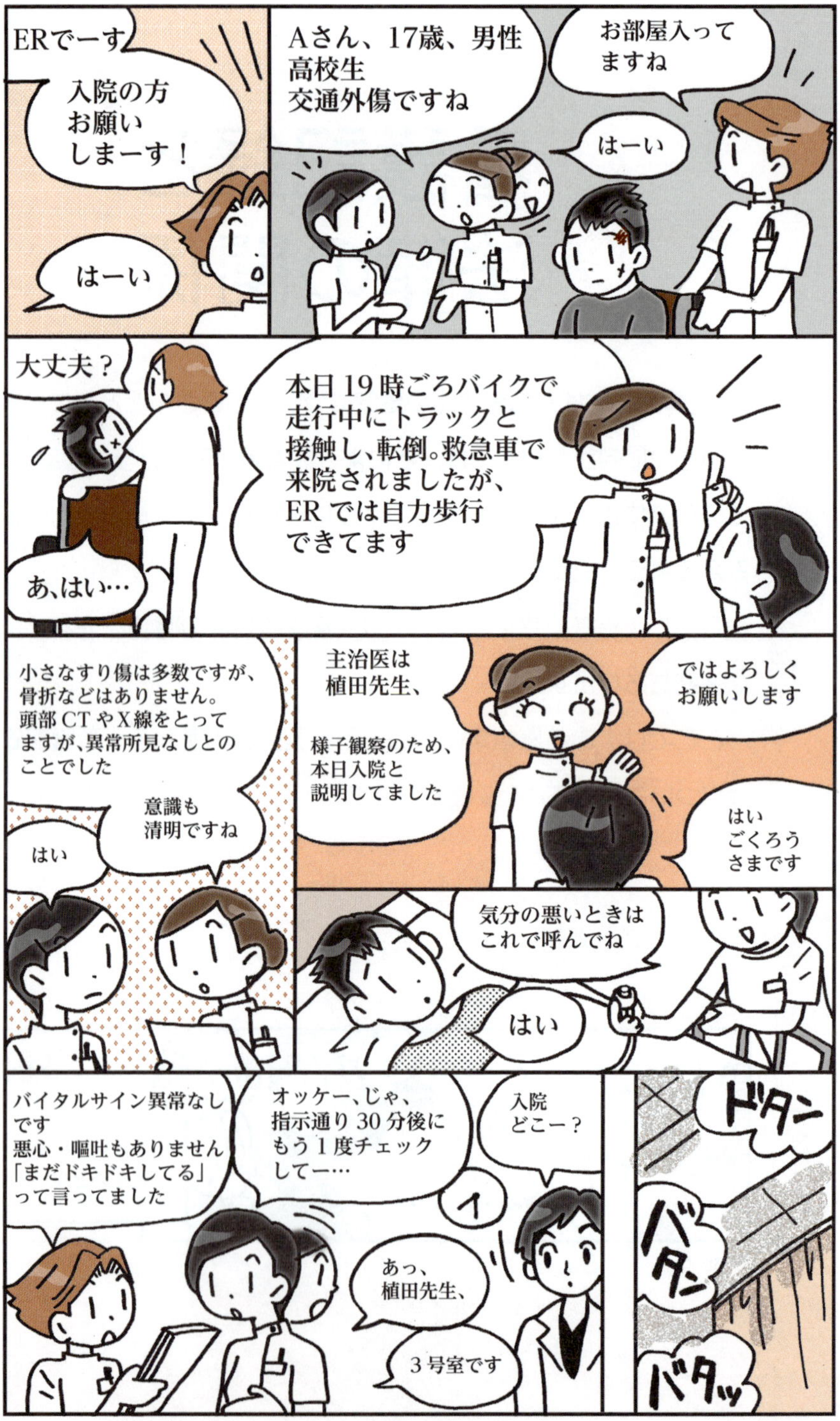
ERでーす
入院の方
お願い
しまーす！
はーい
Aさん、17歳、男性
高校生
交通外傷ですね
お部屋入って
ますね
はーい
大丈夫？
あ、はい…
本日19時ごろバイクで
走行中にトラックと
接触し、転倒。救急車で
来院されましたが、
ERでは自力歩行
できてます
小さなすり傷は多数ですが、
骨折などはありません。
頭部CTやX線をとって
ますが、異常所見なしとの
ことでした
意識も
清明ですね
はい
主治医は
植田先生、
様子観察のため、
本日入院と
説明してました
ではよろしく
お願いします
はい
ごくろう
さまです
気分の悪いときは
これで呼んでね
はい
バイタルサイン異常なし
です
悪心・嘔吐もありません
「まだドキドキしてる」
って言ってました
オッケー、じゃ、
指示通り30分後に
もう1度チェック
してー…
入院
どこー？
イ
あっ、
植田先生、
3号室です
ドタン
バタン
バタッ

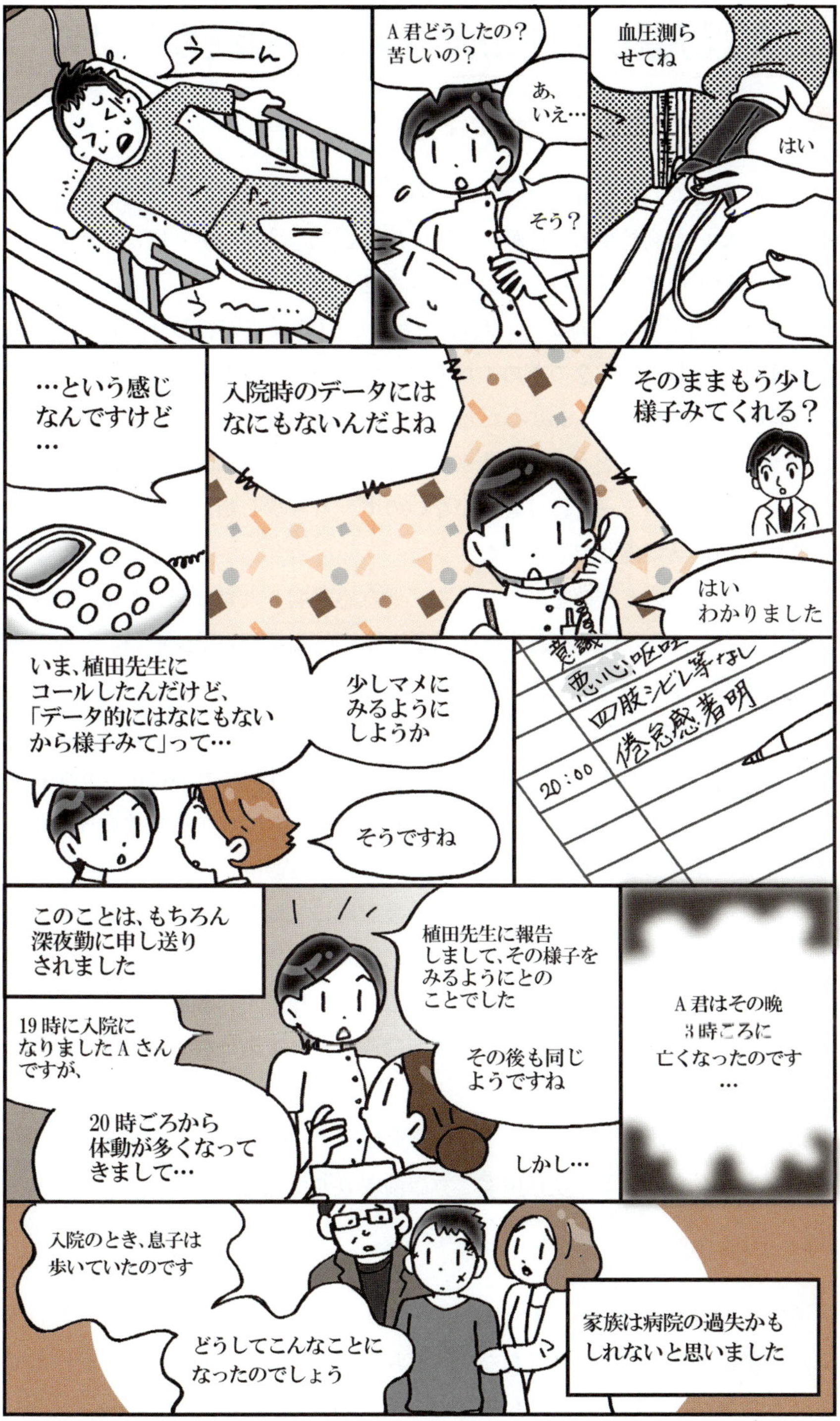
うーん
う〜…
A 君どうしたの？
苦しいの？
あ、
いえ…
そう？
血圧測ら
せてね
はい
…という感じ
なんですけど
…
入院時のデータには
なにもないんだよね
そのままもう少し
様子みてくれる？
はい
わかりました
いま、植田先生に
コールしたんだけど、
「データ的にはなにもない
から様子みて」って…
少しマメに
みるように
しようか
そうですね
悪心嘔吐
四肢シビレ等なし
倦怠感著明
20:00
このことは、もちろん
深夜勤に申し送り
されました
19 時に入院に
なりました A さん
ですが、
20 時ごろから
体動が多くなって
きまして…
植田先生に報告
しまして、その様子を
みるようにとの
ことでした
その後も同じ
ようですね
しかし…
A 君はその晩
3 時ごろに
亡くなったのです
…
入院のとき、息子は
歩いていたのです
どうしてこんなことに
なったのでしょう
家族は病院の過失かも
しれないと思いました

事故で入院した患者さんの容体急変の記録をめぐる裁判

入院中の経過と看護師の行動

ある準夜勤でのことでした．19時ごろ，バイクとトラックの交通事故でバイクに乗っていた高校生のA君が運び込まれました．小さなすり傷は多数ありましたが，骨折などの目立った外傷はありませんでした．

当直医の指示で入院時に行われる一般検査とCT検査が行われ，異常は認められませんでしたが，念のため1日入院して様子をみることになりました．

A君の様子が20時ごろより心なしかだるそうで，身の置きどころがなさそうに脚をバタンバタンとさせていたので，看護師は医師に電話で報告しました．すると「入院時のデータには異常がないので，もう少し様子をみるように」という指示が電話で確認できました．

看護師は，そのときの患者の様子を「倦怠感著明」とだけ記録しました．その後も時折，A君の病室を訪れては様子をみていましたので，そのことを深夜勤の看護師に申し送って帰宅しました．

A君は深夜3時ごろに亡くなりました．

A君の家族は，入院時には歩いていた息子の変わり果てた姿に泣きくずれました．そして，これは病院の過失かもしれないと，すぐに医療事故を専門とする弁護士に相談しました．

数か月後，法廷に立った看護師は，看護記録に「倦怠感著明」と記録しているにもかかわらず，何もしなかったのか，医師には報告しなかったのかと尋問されました．看護師は「医師に報告し，しばらく様子をみるようにという指示を受けた」と答えました．しかし，医師は「そんな電話はなかったし，そのような指示を出した覚えもない」と答えました．

この法廷では，患者さんの様子に異常を感じとっていたにもかかわらず，何の処置もしなかったという理由で，看護師が有罪になりました．

事例の解説

もし，「医師に報告し，指示を受け，そのとおり観察を続けていた」というこの看護師の言葉が立証されたなら，これは医療事故として扱われなかったでしょう．観察を続けていたにもかかわらず，A君は亡くなってしまったのです．

この看護師の証言を信じたい気持ちです．

なぜ，看護師は有罪にならなければならなかったのでしょうか．皆さんもお気づきのとおり，十分な記録がなされていなかったためです．

この看護師は異常に気づいて当直医に電話で報告したこと，「しばらく様子をみるように」と電話での口頭指示を受けたことを看護記録に記載しておくべきだったのです．さらに，A君の様子を観察した時刻や，そのときのA君の様子を記録しておくべきでした．

きっと何か変化でもあれば記載したのでしょう．しかし，たとえ何の変化も認められなかったとしても，観察を行った事実は記載しておくべきでした．この記録がなかったために，裁判では“看護師が異常に気づいていながらも何もしなかった”ということにされてしまったのです．

この事例のように看護記録の大切さが問われるのには，看護記録には本来の目的のほかにもう一つ，看護師自身の職務を守るというきわめて重要な意義があるからです．

看護記録上での注意点―「感」のつく言葉に注意!

看護師は記録のなかに「倦怠感著明」という言葉をよく書きます．倦怠感という言葉は本人が「だるくて仕方ない」ということで主観的なことです．しかし，この倦怠感の「感」とは「感じる」という意味ですから，何か状態をみて判断しているということです．看護師が感じたということであれば，それは解釈ということですから客観的データではなくアセスメントになります．

しかし，ここで紹介した事例では，観察した内容は「倦怠感著明」ではなく「身の置きどころがなさそうに脚をバタンバタンとさせ，寝返りをうっている」と書くとよいでしょう．語尾に「感」のつくものには，ほかに頭重感，熟睡感，脱力感などがありますが，これらは本人の訴えがなければ客観的には感じとれないことが多い言葉です．注意しましょう．

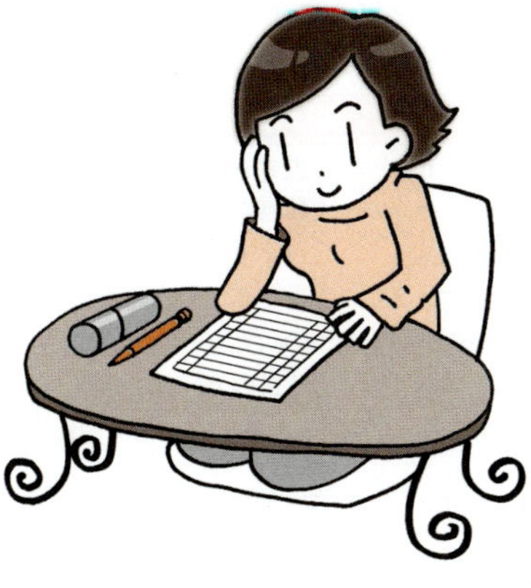

看護の仕事がみえる看護記録のために

だれがみても理解できる看護記録を書くために

看護記録は患者さんのものです．患者さんの様子を書くことは重要なことです．しかし，昔から看護記録は，看護師が自分の行ったことを忘れないでおくために，どのような看護行為を行ったかを細かく書き，備忘録として使用される面が多く見受けられました．患者さんの様子の変化を書くよりも，時間ごとに自分のした行為を書いていたわけです．しかし，これでは“なぜそのときにその行為をしたのか”が読み手には伝わりません．

そこで，現在はPOS（problem oriented system）つまり「問題志向型システム」で医療職すべてが記録を書くことになっています．POSでは，患者さんの問題点ごとに，それぞれの目標に沿って，どのような看護が行われたかを記録するため，患者さんの様子がよくわかるようになります．

POSの記録の経過記録部分をSOAP（下記のコラム「SOAP（ソープ）とは」参照）で記載するとどうなるかを，ある状況（次ページのマンガ参照）における記録例（**表2-1**）で示してみます．

SOAP（ソープ）とは

POSの考え方をもとに記録を行う際，その経過記録で用いられるのがSOAP（ソープ）記録です（下記に表で示しました．詳細な説明はp.47，51，第9章〔p.109〕参照）．

POSとは，患者さんのかかえる問題点ごとに，計画・実施・評価を理論的なプロセスのもとで進めるシステムをいいます（詳細はp.42参照）．

SOAP	記録内容
S（subjective） 主観的データ	患者さんの主観的な訴えを記載します．問題点に関連した患者さんの発言か，それに基づく内容をそのまま記載します
O（objective） 客観的データ	バイタルサイン，検査データなどの数値，看護師の客観的な観察や事実に基づく内容を書きます
A（assessment） 分析・評価	SやOに対する看護師の判断・選択・思考がわかるように記載します．今後の方向性を考察します
P（plan） 計画	Aに基づく今後の観察・援助・指導などの計画を書きます

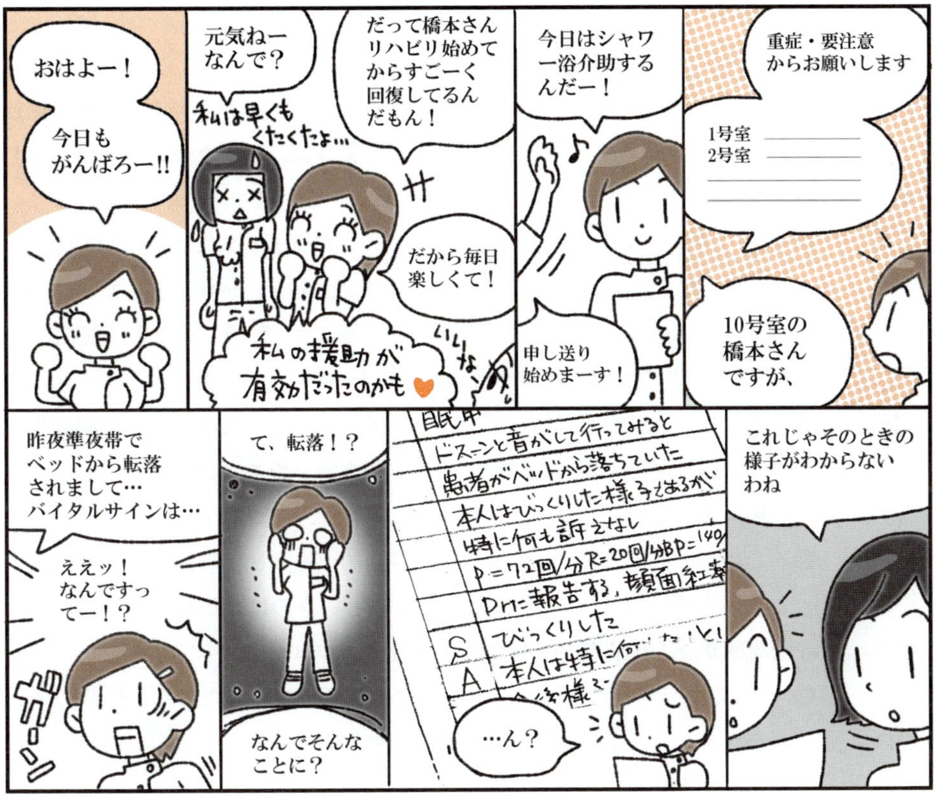
おはよー！
今日もがんばろー!!
元気ねーなんで？
私は早くもくたくたよ…
だって橋本さんリハビリ始めてからすごーく回復してるんだもん！
だから毎日楽しくて！
私の援助が有効だったのかも
いいなー
今日はシャワー浴介助するんだー！
申し送り始めまーす！
重症・要注意からお願いします
1号室
2号室
10号室の橋本さんですが，
昨夜準夜帯でベッドから転落されまして…バイタルサインは…
ええッ！なんですって－！？
ガーン
て、転落！？
なんでそんなことに？
ドスーンと音がして行ってみると
患者がベッドから落ちていた
本人はびっくりした様子であるが
特に何も訴えなし
P＝72回/分 R＝20回/分 BP＝140
Drに報告する，
S びっくりした
…ん？
これじゃそのときの様子がわからないわね

記録は形式に沿って正しく！

さて困りました．せっかく患者さんの様子や，そのとき行った看護援助の関連がよくわかるはずのSOAPの記録方法でも，書き方を間違えるとその真価が発揮されないようです．読者の皆さんには，ぜひ正しいSOAPの記録の方法を学んでほしいと思います．

看護過程（看護師が頭の中で考えていること）全体のなかで，SOAPによる記録がどのように位置づけられるかは次章（第３章　電子カルテの発展）で詳しくご説明しますが，ここでは，上記のマンガとその状況を表した誤った記録，正しい記録を見比べながら，看護記録がいかに大切なものであるか，そして，その記録を形式に沿って正しく書くことが，患者さんに情報として開示するうえでも，看護師としての職務を守るうえでも，どれほど重要であるか，皆さんにあらためて確認してほしいと思います．

では，この記録例の問題点を一つひとつ指摘していきましょう．

誤った記録例にみられた問題点

誤った記録例(**表2-1**)を次の❶〜❿のようなかたちでみていき，正しい記録例(**表2-2**)で確認しましょう(解説のなかの番号は，表のなかの番号に対応しています).

❶表記の順が「OSAP」となっており，POSのシステムである「SOAP」になっていません(患者の言葉にあたる「S；subjective」から始まります).「O」とは“objective”で「客観的データ」の欄です．p.18のコラム「SOAP(ソープ)とは」を参照しながら確認してください.

❷「ドスーンと音がして行ってみた」と書いていることから，看護師は患者さんがベッドから落ちたのか，ベッドから降りたあとに転倒したのか，その場面をみていないはずです．実際にみたように書いてはいけません.

❸ここは客観的データ(O)の欄です．客観的データは，看護師が観察したことを書く項目です.「とくに訴えなし」というのは，観察の記録ではなく看護師が勝手に判断していることになります.

❹「Dr.に報告する」とありますが，どの医師に報告したのか，医師の名前がありません．また，報告に対して医師からの指示はどうだったのかの記録がありません.

❺「↑」のような記号は使ってはいけません．記号や略語は，全国的に共通のものとして決められているか，病院内で使用が決められているもの以外は使わないことが原則です.

❻「本人はとくに何もなし」とは何を判断してのことか不明確です．また，「様

表2-1　マンガに示した状況についての“誤った記録例”

月日	#	SOAP		サイン
6/1 ❽	❾	O❶	❷ドスーンと音がして行ってみたら患者がベッドから落ちて転倒していた．本人はびっくりした様子であるが❸とくに何も訴えなし．R＝20回/分，P＝72回/分，BP＝140/86．❹Dr.に報告する．❺顔面紅潮↑	
		S	びっくりした.	
		A	❻本人はとくに何もなしということなので，今後様子をみよう.	
		P	❼観察をする.	❿

＊記録のなかの番号は，解説のなかの番号に対応しています.

●表2-2　マンガに示した状況についての“正しい記録例”

月日	#	S O A P		サイン
6/1 6：15❽	T❾	S❶	「びっくりした」「ティッシュペーパーを取ろうとして落ちてしまった．ちょっと不注意でした」「ヒリヒリする」	
		O❷	ベッドの下に身体が右側に傾いた姿勢で右肘をついていた．右膝部に擦過傷がみられ血がにじんでいる．右肘部に2cmの擦過傷がみられるが血がにじみ，❸「ヒリヒリする」とのこと． 床頭台のティッシュペーパーを取ろうとして落ちてしまったとのこと．本人も不注意でしたと反省している様子がみられる． P：72回/分，R：20回/分，BP：140/86．❺顔面紅潮している．❹当直医の藪田Dr.に口頭報告．「1時間ほど全身状態を観察し再度報告を」との指示が出る．	
		A❻	本人は自分の不注意と言っているが，ベッドと床頭台との距離とストッパーの確認が必要である．また，ベッド上での生活に不都合があると考えられる．行動範囲を検討しながら，物品の配置も手の届く範囲に工夫する必要あり．擦過傷部位は出血と痛みの程度，ほかの打撲部位の継続的な観察を必要とする．ベッド上での生活の様子を観察しながら，生活の不便な点について患者と相談しながら，必要であれば新しい問題点と計画の立案を考える．	
	P❼		OP：①右膝部打撲部位，擦過傷の出血の観察 ②右肘部の擦過傷観察 ③全身の打撲部位の観察 TP：①ベッド上での生活範囲内の物品配置工夫 ・手の届く範囲の確認． ・必要性が高く使用頻度が多いものを右手の範囲内に置く． ②擦過傷，打撲部位の処置 EP：①ベッドから降りるときは足もと側のベッド柵を左手で握るように指導する． ②床頭台のものを取るときは，座位になりベッド柵につかまりながら取るように指導する．	古橋❿

＊記録のなかの番号は，解説のなかの番号に対応しています．

子をみよう」とはスローガンであり，アセスメント(A；assessment)の内容ではありません．

❼ここは計画(P；plan)の欄です．「OP(O-plan)」では観察計画を，「TP(T-plan)」は援助計画を書きます．「EP(E-plan)」では指導・教育計画を，だれがみても実行できるよう具体的に書きます．

❽突然起こった問題なので**表2-2**のように，何時に起こったのか時刻も記入します．

❾#は問題点の番号を書くところですが，突然起こった問題でしたから，番号はありません．そのときは，一時的な問題ということで**表2-2**のように「T(temporary，一時的)」の記号を使います．

❿記入者のサインがありません．

看護師と個人情報

法律で守られる個人情報

近年，経済社会の情報化の発展に伴い，官民を通じて大量の個人情報がコンピュータやネットワークを利用して飛びかっています．個人情報は，いったん誤った取り扱いをされると，取り返しのつかない被害を個人に及ぼすおそれがあります．

そのため国際的には，1980年のOECD(経済協力開発機構)理事会による勧告として「プライバシー保護と個人データの国際流通についてのガイドライン」が示され，わが国でも“個人の権利利益を保護する”ことを目的として「個人情報の保護に関する法律」(略称：個人情報保護法)が2003年5月に成立しました．また，その9月には「診療情報の提供等に関する指針」という看護師個々の質が問われる指針が示されました．

こうした社会的背景を受け，2006年には「良質な医療を提供する体制の確立を図るための医療法等の一部を改正する法律」が成立しました．その結果，医療法施行規則が改正され，すべての医療機関で医療職者は診療記録(患者カルテ)を作成することになりました．つまり，従来は特定機能病院・地域医療支援病院に課せられていた診療記録は，各病院(診療所を含む)でガイドラインを適正に作成し実施することになりました．これらは医療事故の原因の検証，患者さんからの訴訟，裁判などに使用される証拠書類となることが明示されています．その後，2017年５月に個人情報保護法が全面改正され，より保護の強化がはかられています．

医療者は毎日の診療・ケアなどを通して患者さんの個人情報に否応なくかかわっています．そのため，医療関係者は診療・ケアなどの内容を説明し，患者さんの理解と許可を得ながら仕事をしています．日本病院会から2017年の個人情報保護法の全面改正を受け，その対応のための手引きが出されていますので参考にしてください（日本病院会個人情報に関する委員会：病院における個人情報保護法への対応の手引きQ&A〔事例集〕．2019）．

個人情報とは：“生存する個人に関する情報”であり，“氏名，生年月日その他の記述等”でつくられ，“個人を識別することができるもの”をいいます（個人情報保護法，第２条）．

私たち医療従事者は，個人情報を知り得る機会が多い職業です．民間の職業としては類をみないほど多くの個人情報のなかで仕事をしています．そのため，その教育にあたる看護大学，看護専門学校などでは個人情報にかかわる問題について，個人の知り得た情報は絶対に口外してはいけないこと（守秘義務の厳守）を含め，厳しく教育しています．そのため，私たち看護師は，この「個人情報保護法」については，とくに違和感なく受けとめられるものだと思います．

3

電子カルテの発展

IT（情報技術）の進化によって，私たちの生活は便利になるとともに，プライバシーの問題など，それまでにはなかった課題も明らかになってきました．それは医療現場も例外ではなく，電子診療録（電子カルテ）をはじめとする診療情報システムのなかで，個人情報の取り扱いなどが重視されています．ここでは医療現場の電子化の経緯と課題を具体的に解説したいと思います．

なお，本章は姉妹書「NEW実践！看護診断を導く情報収集・アセスメント　第6版」でも述べた内容ですが，現在の看護記録を知るうえで重要なテーマですので，ここでも触れておきたいと思います．

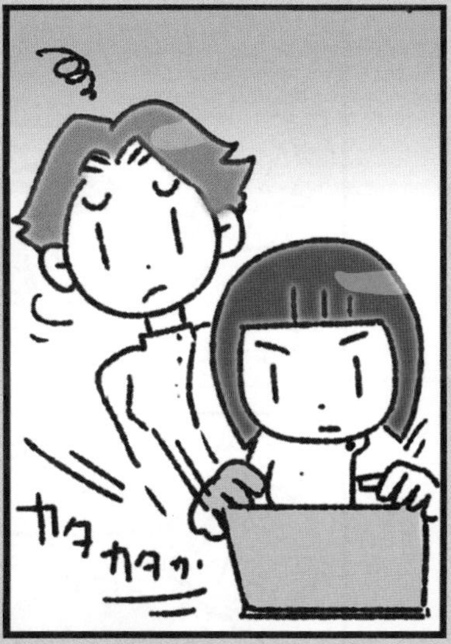

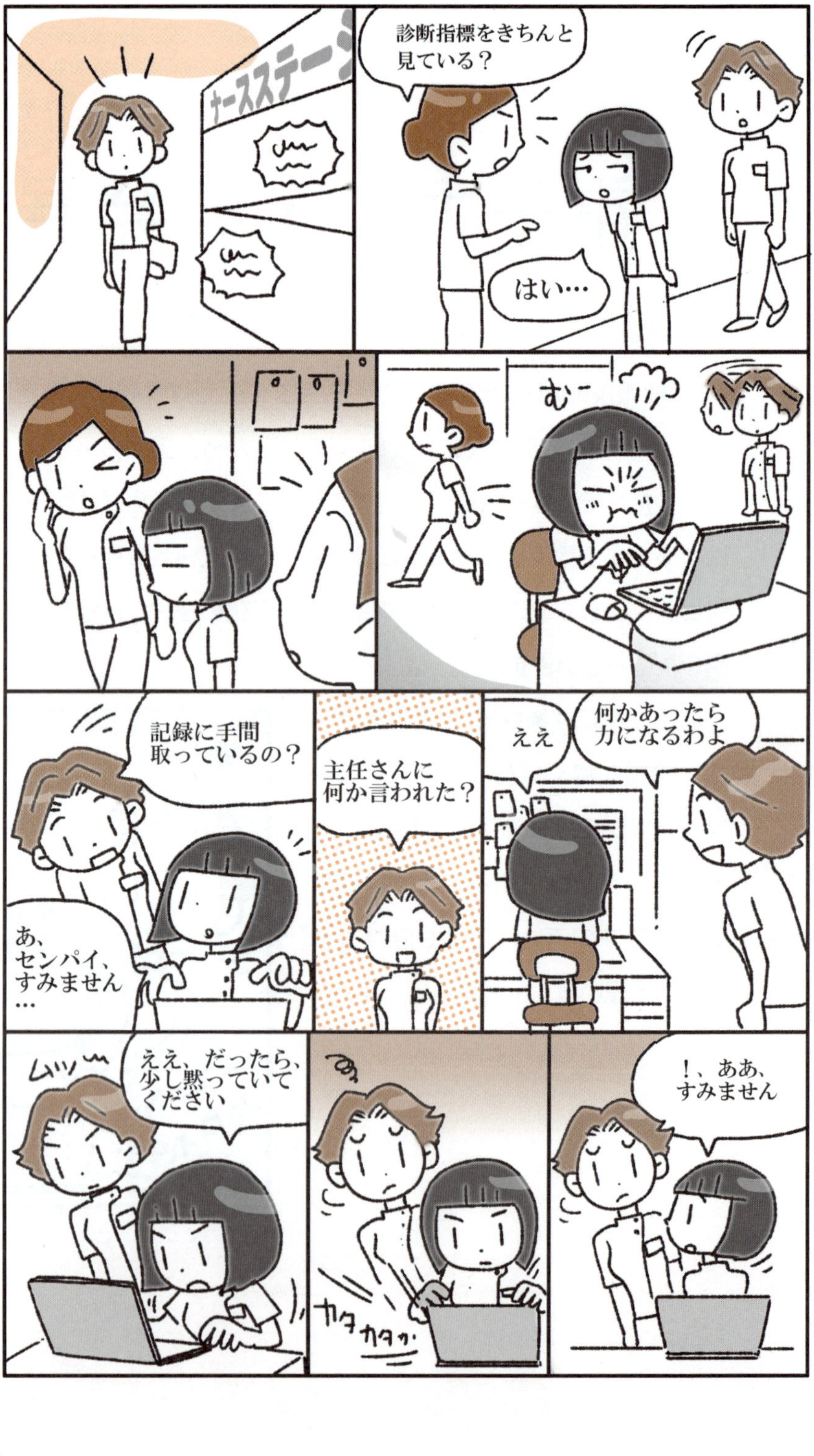
ナースステー
診断指標をきちんと見ている？
はい…
むー
記録に手間取っているの？
あ、センパイ、すみません…
主任さんに何か言われた？
ええ
何かあったら力になるわよ
ムッ
ええ、だったら、少し黙っていてください
カタカタ
！、ああ、すみません

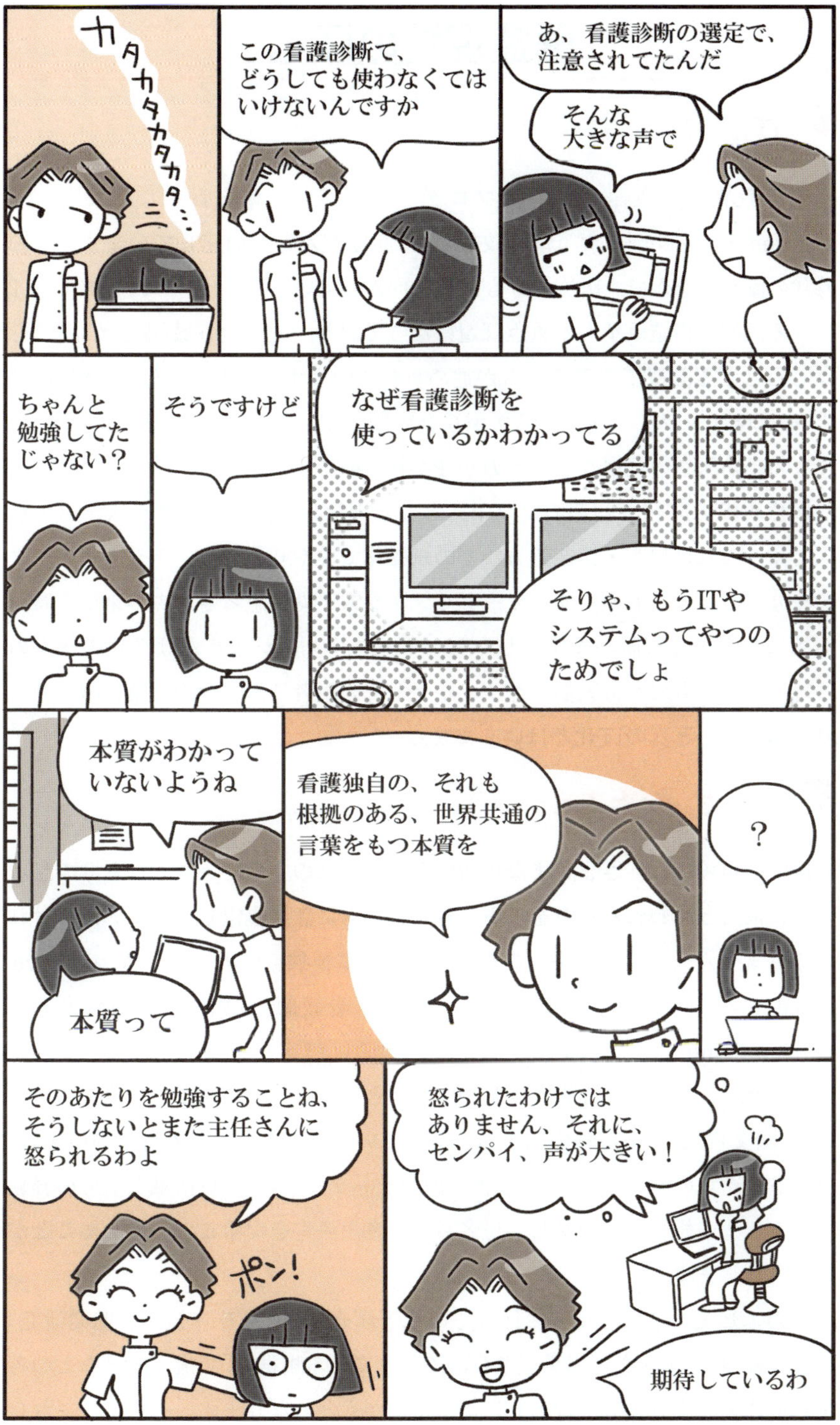

カタカタカタカタ…
この看護診断て、どうしても使わなくてはいけないんですか
あ、看護診断の選定で、注意されてたんだ
そんな大きな声で
ちゃんと勉強してたじゃない？
そうですけど
なぜ看護診断を使っているかわかってる
そりゃ、もうITやシステムってやつのためでしょ
本質がわかっていないようね
本質って
看護独自の、それも根拠のある、世界共通の言葉をもつ本質を
？
そのあたりを勉強することね、そうしないとまた主任さんに怒られるわよ
ポン！
怒られたわけではありません、それに、センパイ、声が大きい！
期待しているわ

医療現場のIT化

IT化とは

初等教育では英語とともにプログラミングが必修科目になるなど，IT(information technology；情報技術)化に向けた教育が加速しています．この時代の流れのなかで，医療分野もIT化に向かっています．政府のIT戦略で「ITによる医療の構造改革」が重点課題になっており，電子診療録(電子カルテ)をはじめとする診療情報システムが進められています．レセプト(診療報酬明細書)の完全オンライン化による医療事務の効率化，レセプトのデータベース化による予防医学の発展などにも力が注がれています．

医療現場のIT化で初期のプロセスとなるのは，オーダリングシステムの導入です．これは検査・薬剤処方などの紙媒体でのやりとりを，デジタルデータのやりとりにするものです．オーダリングシステムは患者さんの外来待ち時間短縮にも大きく貢献します．しかし，オーダリングシステムはIT化のほんの一部であり，もっとも大切な電子カルテ上での患者さんを含めた情報のやりとりが進まないと真のIT化とはいえません．

電子カルテとエビデンス

医療の現場では，さまざまな専門職がそれぞれの立場で，一人ひとりの患者さんに最良と思われる行為を，患者さんとともに意思決定し行っていかなければなりません．その意思決定のためには，各職種独自のエビデンス(evidence-based medicine；EBM)が必要になります．看護師の場合はEBN(evidence-based nursing)とよばれます．

エビデンスは一般に「根拠に基づいた」と訳されますが，これは過去の研究結果(論文)などによる科学的根拠を示しています．また，この科学的根拠に，患者さんからのデータ(主訴，表情，臨床データなど)や，専門職としての経験なども加え，総合的に判断し，患者さんの意思決定を促すことも含めることが重要になります．

このエビデンスは，現実に行っているそれぞれの「臨床・疫学・基礎研究」による根拠，「学会などで発表される論文」による根拠，「診療，看護などの各種医療に関連するケアや行為」による根拠がもとになります．そして，これら

3つの要素に基づくエビデンスがデータベース化されていることが，電子カルテシステムの重要なカギになります．

わが国のIT化の流れと現状

わが国のIT化の遅れを危惧した内閣府は2003年７月に「e-Japan戦略Ⅱ」として，特に医療のIT化の促進を重要な目標に立てました．それに先立つ2003年５月には個人情報の保護に関する法律（略称：個人情報保護法）が成立，その年の９月に「診療情報の提供等に関する指針」が策定され，診療情報開示の時代を迎えています．

厚生労働省の「保健医療分野のIT化」の重点課題は次のようなものです．

①レセプト（診療報酬明細書）の電子化を推進する．
②病院や診療所の診療録（電子カルテ）の情報処理を適切に行い，患者への情報開示に役立てる．
③地域医療連携・病診連携を進め，安全で高度な医療および患者を中心とした医療サービスの提供を進める．

上記の取り組みの結果，全国のレセプトの電子化は2011年にほぼ達成しました（次ページの**図3-1**）．電子カルテシステムやオーダリングシステムの普及は，レセプトの電子化に比べると遅れています（次ページの**図3-2**）．この背景には，情報処理の専門家（IT技術者）が少ないこと，財政的裏づけが難しいことなどの要因があると思われます．

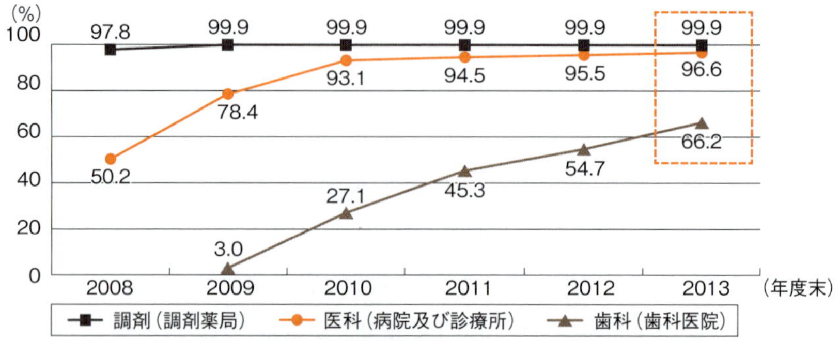

資料：社会保障診療報酬支払基金：レセプト電算処理システム年度別普及状況.
（総務省：平成27年版情報通信白書；ICT白書，p.74，2015．より引用）

図3-1　医療機関のレセプト電子化率の推移（件数ベース）

電子カルテシステム

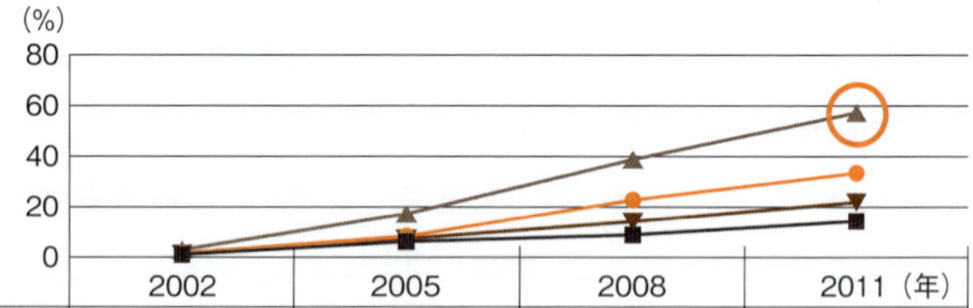

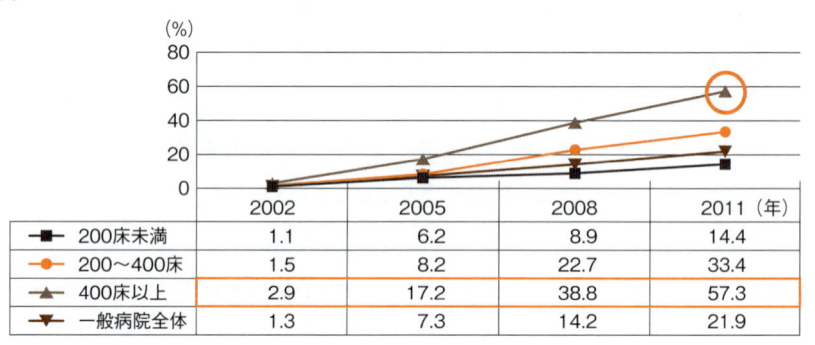

	2002	2005	2008	2011（年）
200床未満	1.1	6.2	8.9	14.4
200～400床	1.5	8.2	22.7	33.4
400床以上	2.9	17.2	38.8	57.3
一般病院全体	1.3	7.3	14.2	21.9

オーダーリングシステム

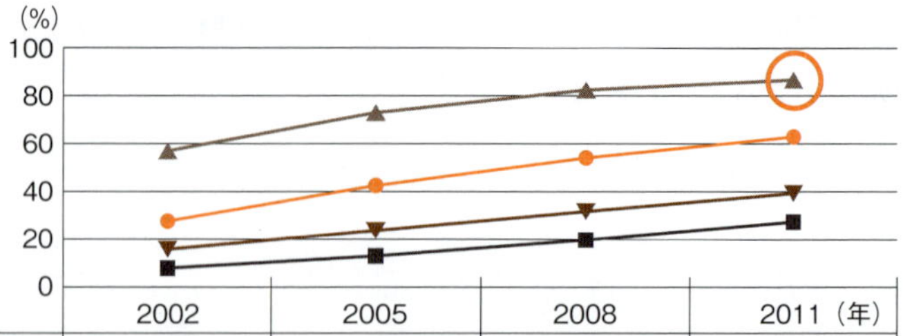

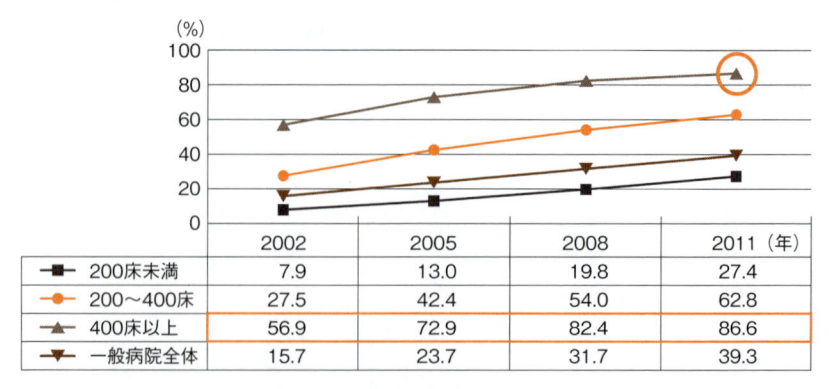

	2002	2005	2008	2011（年）
200床未満	7.9	13.0	19.8	27.4
200～400床	27.5	42.4	54.0	62.8
400床以上	56.9	72.9	82.4	86.6
一般病院全体	15.7	23.7	31.7	39.3

資料：厚生労働省：健康・医療・介護分野におけるICTの活用について，2015.
（総務省：平成27年版情報通信白書；ICT白書，p.73，2015．より引用）

図3-2　電子カルテシステムなどの普及状況

電子化の基本：共通言語の必要性

電子化にあたっては，医療活動をシステムと連動させるために，共通言語の開発が必須となります．

医師の場合

医師は医学問題を診断名としてコード化しますが，そこでは「疾病および関連保健問題の国際統計分類」(International Statistical Classification of Diseases and Related Health Problems；ICD)が使われます．これはWHO(世界保健機関)が作成し，全世界で使用されているものです．電子環境での活用を前提にした多言語対応のICD-10(ICDの第10回改訂版)は1990年に採択されました．また，2018年には約30年ぶりにICD-11(ICDの第11回改訂版)が公表されています．ICDは全世界で使用され，統計処理ができるということから，病院のシステム化にあたってはどこでも使用されていると思います．

精神分析医・精神科医は「精神疾患の診断・統計マニュアル」(Diagnostic and Statistical Manual of Mental Disorders. 5 th edition；DSM-5)を使っています．

看護師の場合

看護師には国際看護師協会(International Council of Nurses；ICN)が作成した看護実践国際分類(International Classification for Nursing Practice；ICNP®)のversion 1が2005年に7つの軸で開発されています．

これに並行してNANDAインターナショナルにより「NANDA-I看護診断」の開発が続けられており，現在では20か国以上の言語に翻訳され使用されています．これは1973年に始まった全米看護診断分類会議を母体とし，1982年にはカナダを含めた北米看護診断協会(North American Nursing Diagnosis Association；NANDA)となり，看護診断用語の審議・選定を行ってきました．2002年には国際的な会員の増加を背景に現在のNANDAインターナショナル(NANDA International；NANDA-I)へと名称を変更しました．

2005年にNANDA-I看護診断は，国際標準化機構(International Standards Organization；ISO)の基準であるアメリカで定められた患者の基本情報，検査結果，薬剤のオーダーなどの医療情報交換のための規約のHL7(Health Level

Seven)に一致するように修正されました.

またNANDA-I看護診断は，アメリカ臨床病理医協会が作成した多軸構造をもつ国際医学用語分類コード集SNOMED®-CT(Systematized Nomenclature of Medicine-Clinical Terms)に包含されています.

看護成果分類(NOC)と看護介入分類(NIC)

NANDA-I看護診断は，すべてにコード番号が付けられ，看護成果分類(Nursing Outcomes Classification；NOC)，看護介入分類(Nursing Interventions Classification；NIC)とリンクし(これらも，すべてコード化されています)，電子カルテシステムに組み込まれています.

看護成果分類(NOC)は，看護の成果測定のための指標・測定尺度で，毎日のケアの結果，患者目標が達成したかどうかを測定できます.

看護介入分類(NIC)は，患者目標を達成するためのケアの内容が具体的に表現されています．看護介入は「観察する」「介入する」「教育・指導する」の3要素を含んで作成されています.

しかし，NANDA-I看護診断の開発とNOC(看護成果)・NIC(看護介入)の開発が一致していなかったこともあり，電子カルテのシステムのなかで，それぞれを結びつける必要がありました．そこで「看護診断・成果・介入－NANDA，NOC，NICのリンケージ」(Marion Johnsonほか編)という本が出されました．電子カルテは，この本を参考にシステムを組み込むことが可能になり，現在はほとんどの電子カルテはこの方法を採用しています.

次世代医療ICT基盤協議会

「次世代医療ICT(Information and Communication Technology)基盤協議会」がつくられた目的は次のような内容です．医療・介護・健康分野のデジタル基盤の構築とその利活用により，医療の質・効率性や患者・国民の利便性の向上，臨床研究などの研究開発，産業競争力の強化，社会保障のコスト効率化の実現をはかることです．そのことが，効果的な治療法を導くとともに，医療費の伸びの抑制をはかる取り組みがされています.

具体的には，病院の電子カルテの情報収集と分析を行います．そこにある薬の処方，検体，病理検査，放射線画像のビッグデータ(後述)を分析すれば，効果の薄い治療法をみつけることができます．

この取り組みは，カルテを国単位で大規模に収集・分析する日本で初めての挑戦になります．一方で，病歴という高度な個人情報を扱うため，個人情報・プライバシー保護のため厳しいルールの標準化を行い（医療分野の研究開発に資するための匿名加工医療情報に関する法律，2018年施行），法律の施行後5年経過で検討を加えることになっています．

ビッグデータ活用とその現状

「ビッグデータ」というキーワードは，イギリスの科学雑誌「ネイチャー」において“Big Data”の特集が組まれたときが初めてのように思います（2008年9月）．

「ビッグデータ」にはデジタル化による大量のデータの蓄積と活用が意味されており，医療の世界で使いなれている“evidence-based medicine；EBM”（根拠に基づいた医療）などもビッグデータといえるでしょう．主なビッグデータを用いた取り組みを次にあげます．

DPC（包括医療費支払い制度，診断群分類包括評価）

DPC（Diagnosis Procedure Combination）は包括医療費支払い制度で，1日あたりの定額点数包括評価部分（入院基本料，検査，投薬，注射，画像診断など）と，従来の出来高評価部分（手術，内視鏡検査，リハビリテーションなど）を組み合わせた計算式で行われます．DPCは包括医療費支払い制度であると同時に診断群分類であり，データの蓄積による医療評価が行えます．

都立・公社14病院の「診療データ一元化」

東京都では都立・公社14病院の「診療データ一元化」が2015年12月から実施されています．2003年，都立府中病院（現：多摩総合医療センター）で電子カルテが初めて導入されて以降，都立病院すべてでデータベースが一元化されてきました．

それによって他病院の情報把握もでき，最適な治療法の確立につながっています．また，病院内の部門ごとに管理し，非効率な重複業務になっていた業務の解消にもつながっています．

日本看護協会「DiNQL」

日本看護協会は「労働と看護の質向上のためのデータベース(Database for improvement of Nursing Quality and Labor；DiNQL，ディンクル)事業」を，①看護実践をデータ化することで，看護管理者のマネジメントを支援し，看護実践の強化をはかる，②政策提言のためのエビデンスとしてデータを有効活用し，看護政策の実現をめざす，の2つの目的で進めています．具体的には次のようなものです．

- 各病院から寄せられる看護内容に関するデータをグラフ化し，閲覧できる日本看護協会によるシステムであり，2015年7月から本格実施しています．
- 参加は1病棟でも可能です．他院との比較などのベンチマーク評価ができます．
- データベースは「労働状況」「医療安全」など12のカテゴリーに分かれ，「看護要員等(実人数)」「看護職1人あたりの年間研修費」など170項目があります(2019年度)．
- 自分の病棟データを入力すると，項目ごとにグラフや数値が示されます．

電子カルテ導入のメリット

電子カルテの有用性には次のようなものがあります．

①患者個人にバーコードを割り当てることで，患者を識別でき，1患者1カルテの一元的な情報管理ができます．

②患者の情報が一元化されるため，同一の病院では，すべての科で情報の共有ができます．

③患者にデータをコピーし，渡すことができます．

- 患者参加型の医療につながります(インフォームド・コンセントにより患者自身の目標を確認します)．

④患者個々をバーコードで識別することで医療事故を防止するなど医療安全につなげられます．

- バーコードを使うことにより，患者を取り違えるミスの防止になります．

⑤処方箋の文字や薬の数字の誤りの防止になります．

⑥情報の一元化により病院コストの管理ができるようになります．

・クリティカルパスと連動し，患者個人の入院費用の原価計算ができます．

⑦データの蓄積による分析ができるようになります(例：看護必要度，褥瘡発生リスク，転倒転落リスク，クリティカルパス)．

電子カルテ導入には，先にも述べたように共通言語を使用し，コード番号によりシステム化することが必要です．

なお，電子カルテシステムの構築を業者へ依頼するときには，病院としてどのようなデータを得たいかなど綿密な計画を練り依頼する必要があります．システムの構築の依頼は高額なものになるため，十分に検討の時間をとることが大切です．

IT化を支える専門職

高齢者人口の増加，増え続ける医療費抑制を考えると，医療現場のIT化を早急に進める必要があります．そこでは，医師の記載した患者記録の整合性の監査の役割も果たす「診療情報管理士」など，医療にかかわるIT技術者の育成が急務です．

国家資格ではありませんが，医療の現場を知り，患者にかかわる医療職の専門性を理解したシステムづくりを担う役割をもつ専門職が必要です．具体的には次のような職種があります．

診療情報管理士

日本病院会は1974年に「診療録管理士」の認定制度を創設しましたが，1996年に「診療情報管理士」に名称を変更しました．また，2003年からは日本病院会をはじめてとして，日本医療法人協会，日本精神科病院協会，全日本病院協会および医療研修推進財団が共同で資格認定しています．

診療情報管理士は国家資格ではありませんが，2000年４月に診療報酬制度に追加されました．それによると「診療録管理体制加算」は「１名以上の専任の診療記録管理者の配置と診療記録管理体制を整え，患者に対し診療情報を提供している病院を評価する制度」とあります．また，病院機能評価機構による評価項目「診療情報管理」では診療情報管理士による診療情報の管理が行われていることが対象となっています．

「診療録管理体制加算」の算定要件を次にあげます．

①配置人数は，年間の退院患者数2,000人ごとに１名以上の専任の常勤診療記録管理者が配置され，そのうち１名が専従であること.
②退院時サマリーの作成率は，退院翌日から14日以内に90%以上，30日以内に100%であること.
③入院患者の疾病統計作成はICD(国際疾病分類)の分類を用いてコードを付け，入退院日，手術・検査の有無，患者の退院の状況，疾患別の患者数などの統計資料を作成すること.
④電子カルテ導入の病院では，電子診療録システム蓄積されたデータを用いて，病院の医療評価をし，今後の病院のありかたを検討すること.
⑤過去５年間の診療録ならびに過去３年間の手術記録・看護記録などのすべての保管・管理がされていること.

医療情報技師

2001年１月に厚生労働省は「保健医療分野の情報化にむけてのグランドデザイン」を公表しましたが，このITによる医療改革を進めるためには，医療にかかわるIT技術者の育成が急務でした．そのため2003年には日本医療情報学会が「医療情報技師能力検定」を発足させています.

IT技術者には，次のような内容の理解が必須になります.

①「医療の透明性」はどのように確保できるのか,
②「医療の質評価」はどうするのか,
③「医療の安全性の向上」のために医療ITをどう活用するのか,
④「医療の効率化」とは何を示すのか,
⑤「医療業務の改善」はどのようにして図ることができるのか，ということの理解です.

これらの理解が不十分であったことが医療分野のIT化を加速できない原因の一つになっています.

システムの開発にあたっては，IT技術者が病院幹部や実務担当者から具体的に要望を聞き出し，集約・整理し，企画者・設計者へ伝達しなければなりません．病院に設置したシステムが，それを使う人たちの要望に沿ったものであり，それを十分に使いこなせて，初めて患者のための医療の質向上につながります．そして，それは経営の効率化にもつながることになります．

日本では2003年から認定試験がスタートし979人が認定されました．2004年1,217人，2005年1,648人と認定者が増加し，2018年には1,502人が認定されています．より一層の発展が望まれますが，現在は「上級医療情報技師」も育成されています．ちなみに諸外国では国の認定制度になっています．

POS医療認定士

日本にPOS（problem-oriented system，問題志向型システム）が導入されて以来，長い時間が経過しました．故日野原重明先生の長年の努力により，医学部でもPOSの教育が行われるようになり，医師や看護師をはじめ医療従事者すべてがPOSを使用して患者カルテを書くことになりました．

日本POS医療学会により「POS医療認定士制度」が発足し，2007年３月には初めてのPOS医療認定士として，日本のPOSの発展に貢献してきた先駆者たちが認定を受けました．

このPOS医療認定士の目的は「医療の過程をPOSで実践し記録・監査するための知識，技能および態度をもつ医療人を学会として認定し，わが国のPOSに発展に寄与することにより，保健医療福祉に貢献する」ものとあります．

受験資格はポイント制になっており，15ポイント以上取得した者が受験資格を得ることができますが，学会参加やe-ラーニングによる教育など，ポイント取得の方法はさまざまあります．資格の有効期限は５年間で．更新するためには，学会発表や指導者として医療界に貢献することが望まれます．

4

看護過程とPOSの関係

看護記録は法律によって証拠書類として使用されることになり，明確な位置づけがなされました．看護記録の役割は今後ますます大きなものとなっていくことでしょう．看護記録は，看護師が日々患者さんにケアした内容を記録したものです．看護師が患者目標に沿い，どのような看護計画を立て実施したか，看護実践の根拠となります．つまり，それは看護過程そのものといえます．

この看護実践の過程である「看護過程」と，その記録システムになる「POS」(problem oriented system，問題志向型システム)を比較しながら解説します．

看護師の皆さんは学校で学び，臨床の現場では毎日，嫌というほど書いている看護記録ですが，さらに看護記録についての理解を深めてもらうため，いま一度基本に戻り，POSと連動しながら看護過程について学びましょう．

看護学生の皆さんは，「看護過程っておもしろくない！」と思っていることでしょう．そして「面倒くさい！」と思っていませんか？　学校でしつこいくらい毎日，看護過程の記録について質問され，苦しんでいませんか．そこで，看護過程とは何か，看護記録とどのように関係しているのかについて考えてみましょう．

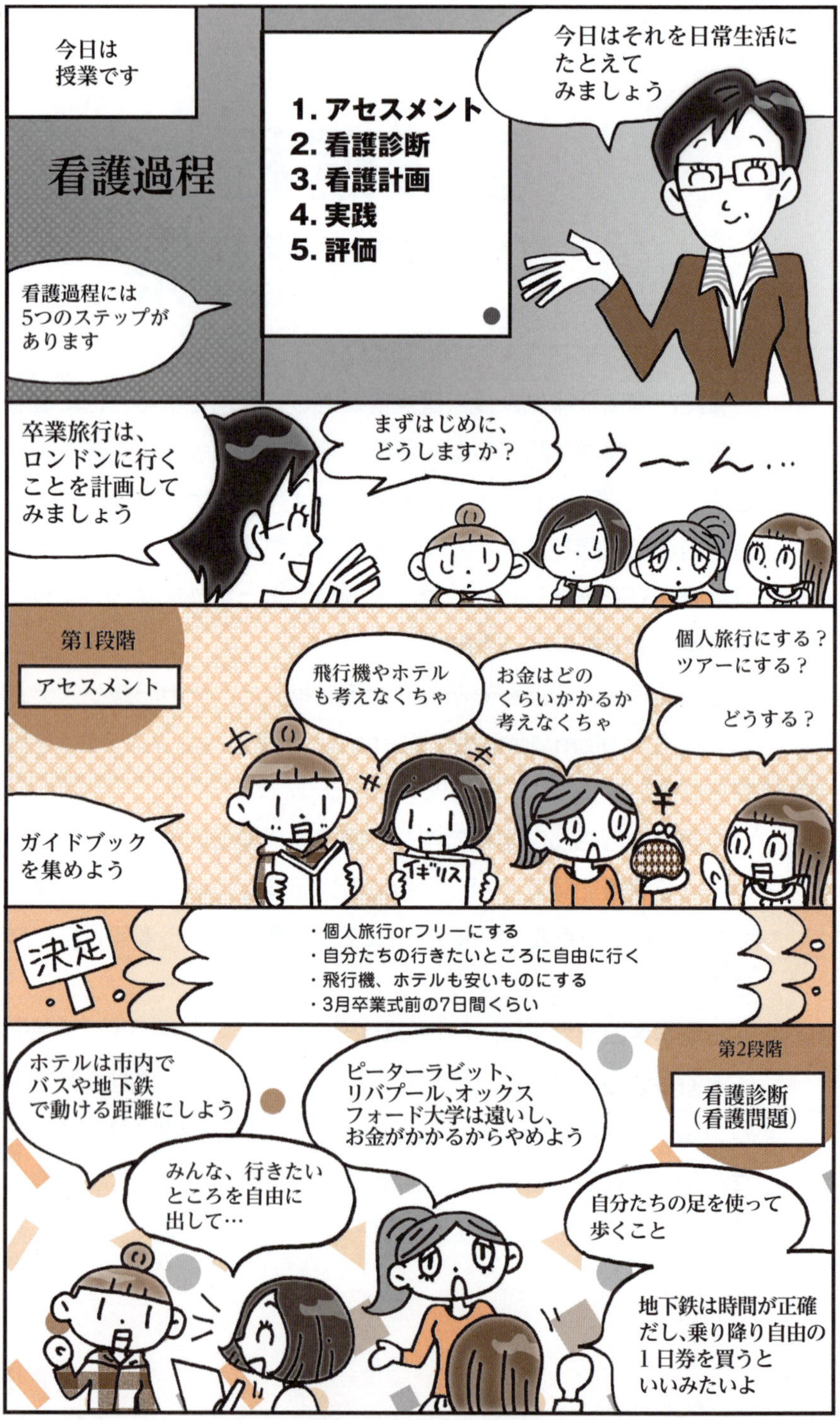
今日は
授業です
看護過程
1. アセスメント
2. 看護診断
3. 看護計画
4. 実践
5. 評価
今日はそれを日常生活にたとえてみましょう
看護過程には5つのステップがあります
卒業旅行は、ロンドンに行くことを計画してみましょう
まずはじめに、どうしますか？
う〜ん…
第1段階
アセスメント
個人旅行にする？ツアーにする？
どうする？
お金はどのくらいかかるか考えなくちゃ
飛行機やホテルも考えなくちゃ
ガイドブックを集めよう
イギリス
決定
・個人旅行orフリーにする
・自分たちの行きたいところに自由に行く
・飛行機、ホテルも安いものにする
・3月卒業式前の7日間くらい
第2段階
看護診断
(看護問題)
ピーターラビット、リバプール、オックスフォード大学は遠いし、お金がかかるからやめよう
ホテルは市内でバスや地下鉄で動ける距離にしよう
みんな、行きたいところを自由に出して…
自分たちの足を使って歩くこと
地下鉄は時間が正確だし、乗り降り自由の1日券を買うといいみたいよ

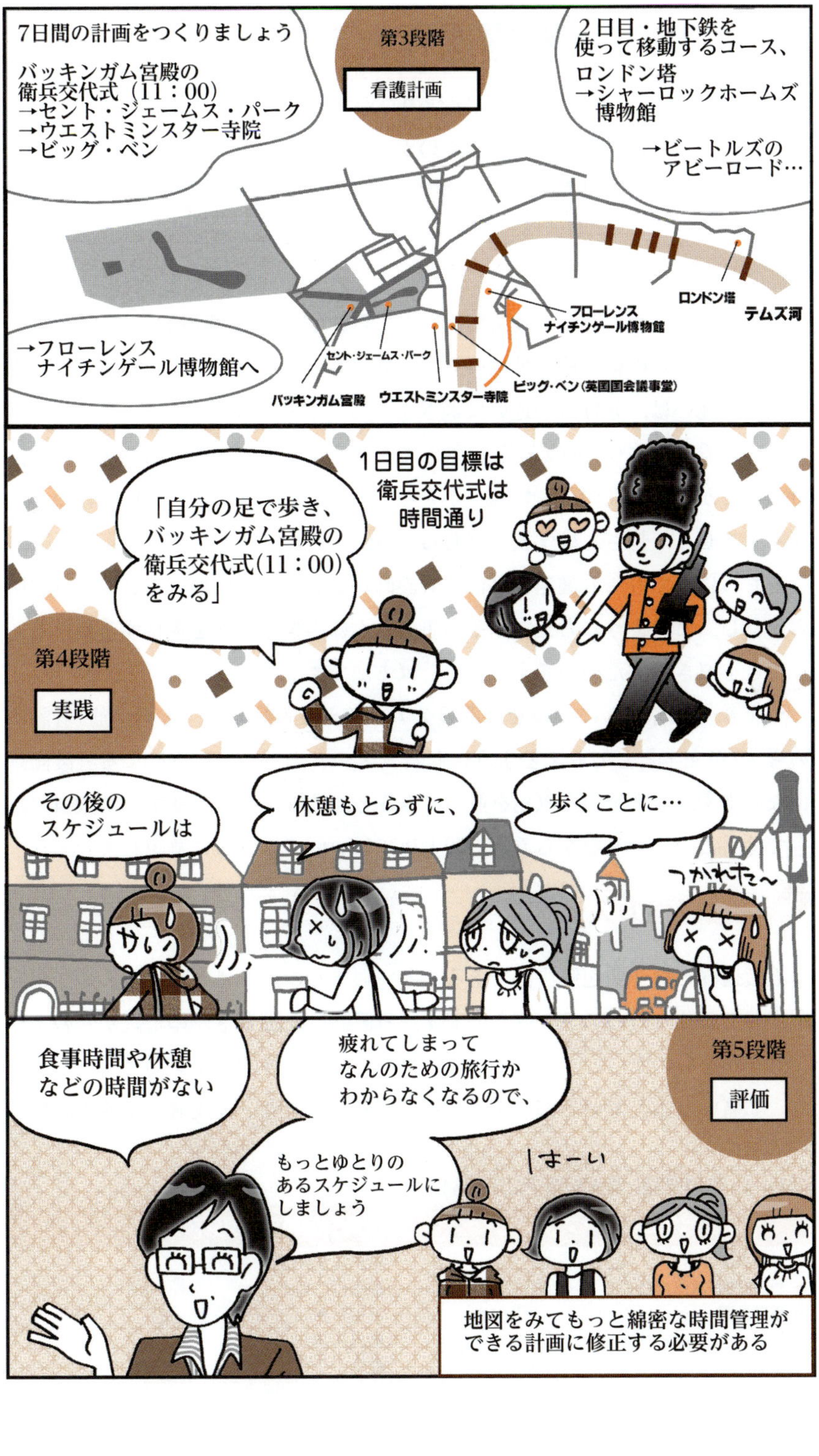
7日間の計画をつくりましょう
バッキンガム宮殿の
衛兵交代式（11：00）
→セント・ジェームス・パーク
→ウエストミンスター寺院
→ビッグ・ベン
第3段階
看護計画
2日目・地下鉄を
使って移動するコース、
ロンドン塔
→シャーロックホームズ
博物館
→ビートルズの
アビーロード…
→フローレンス
ナイチンゲール博物館へ
セント・ジェームス・パーク
バッキンガム宮殿
ウエストミンスター寺院
ビッグ・ベン（英国国会議事堂）
フローレンス
ナイチンゲール博物館
ロンドン塔
テムズ河
1日目の目標は
衛兵交代式は
時間通り
「自分の足で歩き、
バッキンガム宮殿の
衛兵交代式(11：00)
をみる」
第4段階
実践
その後の
スケジュールは
休憩もとらずに、
歩くことに…
つかれた～
食事時間や休憩
などの時間がない
疲れてしまって
なんのための旅行か
わからなくなるので、
第5段階
評価
もっとゆとりの
あるスケジュールに
しましょう
はーい
地図をみてもっと綿密な時間管理が
できる計画に修正する必要がある

看護過程とPOS

「看護過程」は，私たちが日常生活のなかで行っている「問題解決法」と同じものです．看護の場面で患者さんのかかえている問題を解決するために考えていく道筋を看護の場合は「看護過程」とよんでいます．

看護過程の５段階とPOSとの違い

看護過程は一般に５つの段階で組み立てられています(**表4-1**)．ここで，「一般に」といったのは４段階で組み立てる考え方もあるからです．でも４段階と５段階の違いは，分け方の違いに過ぎません．４段階の分け方は，アセスメントの次に看護計画(計画の立案)に飛んでしまう考え方ですが，この場合，看護計画のなかに看護問題(看護診断)が入っているため，基本的には同じになり問題ありません．皆さんは学校でどちらの方法を教わりましたか？

どちらにしても，看護過程とは，看護師が患者さんの問題点をどのように明らかにし，どのように考えて，その患者さんに必要な看護を提供するか，ということを導き出すための考え方，または方法です．

つまり，患者さんに合わせた看護ケアを考える道筋です．その道筋(看護師の考え)が文字としてみえるようにしたシステムの一つがPOSによる看護記録になります．看護過程とPOSを並べてみると，それがわかるはずです(**表4-1**)．

では，この表をみながら看護過程とPOSについて，さらに解説しましょう．

看護過程のステップ

看護過程とは「問題解決法である」といいました．つまり患者さんの問題を解決していくためのステップなのです．看護師は，患者さんのどこがどのように具合が悪いのか，どうしてそうなったのか，①具体的にインタビューをしたり，②痛いと訴えている部位を手で触って確認したり，③皮膚の状態を観察し

表4-1　看護過程と看護記録(POS)の関係

看護過程のステップ(考え方)	POS(問題志向型システム)のステップ
● アセスメント	● 情報収集(基礎データ)
● 看護問題(看護診断)	● 問題点の抽出
● 看護計画	● 初期計画
● 実践	● 経過記録
● 評価	● 監査

たり，④聴診器を用いて胸の音を聴いたりします．いわゆる身体診査です(フィジカルアセスメントにつなげる技術です)．

この場合，患者さんの訴えや状態を“看護師の目”で観察することが大切です．日本の看護理論家の一人である薄井坦子(ひろこ)は「看護は観察から始まり観察に終わる」とナイチンゲールの言葉を借りて看護師にとっての観察を位置づけています．患者さんを適切な道筋をつけて観察していくことが非常に重要です(観察の方法についてはp.65「第6章　アセスメントで困らないために」参照)．この観察こそがアセスメントと，その後の看護過程すべてに結びついていくものであるからです．

1 アセスメント

患者さん自身が訴えている情報と，観察の結果である客観的な身体所見を論理的・系統的に検討し，どうして患者さんがそういう状態にあるのか，根拠を説明していくことがアセスメントです．

時に「アセスメント」と称して収集した情報を，ただ羅列(られつ)する人がいますが，それでは根拠が不明確なままで，アセスメントは成り立ちません．アセスメントが難しいと感じている人は本書「第6章　アセスメントで困らないために」(p.65)を参照しながら，論理的に検討するためには，どういったことが求められるのかを学んでください．

2 看護問題(看護診断)

アセスメントの次のステップが看護問題(看護診断)になります．アセスメントの結果，患者さんがどのような問題をかかえているのかが，はっきりしてきていると思います．その問題を，だれもが理解できる表現で記します．

ここでは，ぜひNANDA－I看護診断を用いて表現してみましょう．NANDA－I看護診断は世界の看護の共通言語というべきもので，共通に使うためにその意味を示す「定義」があります．そこでアセスメントした内容が，その定義と一致するかを確認します．次に，患者さんにその問題が起こっている原因(関連因子)は何か，その原因のために起こっている症状・徴候(診断指標)は何かを，はっきりとさせていきます(「NANDA－I看護診断」に関する詳細はp.85「第7章　問題点(看護診断)とその表現方法」参照)．

3 看護計画

問題点がはっきりしたら，次のステップは「看護計画」の立案です．これには，患者目標と，その目標に到達するために，どのような看護を行うかの計画が含まれます．患者目標の設定に際しては，問題を解決するために患者さんが日常生活で何をどのように努力すればよいのかも，患者さん本人と話し合って決めていく必要があります．その場合，いつまでに，何を，どのように，どのくらい行えばよいのか，具体的に話し合うようにします(p.97「第8章　患者目標(期待される結果)と看護計画」参照)．

患者目標の設定後は，それを達成するために，看護師のどのような行動が必要か計画を立てます．その計画は看護師が実践しやすいように，①観察する点は何か，②援助する点は何か，③教育・指導する点は何か，それぞれ分けて考えましょう．

4 実践

看護計画を患者目標の達成に向けて実施していくのが，次のステップの「実践」です．実践にあたっては，常に患者目標を念頭において患者さんを観察します．また，指導しながら援助した結果，患者さんの反応を観察し，患者さんがどのように変化したかをアセスメントします．その結果を患者さんの言葉で表現し，患者目標の修正が必要かどうか，看護計画の修正が必要かどうかを明らかにします．これらを毎日繰り返し行うことが実践です．

5 評価

実践の成果が表れたかどうかを考えるのが「評価」です．さらに，日々のケアと観察によって，最終的な患者目標がどのように到達されたかをみていくことも「評価」になります．

看護師には実践しながら評価する能力が求められています．“ナーシングプロセス”(nursing process；NP，つまり看護過程のことです)とは，このようなアセスメントから評価までのケアが，毎日繰り返され，たとえば“らせん状”を描きながら目標に到達するまで何度も，繰り返されて患者さんが回復に向かっていくプロセスを示します(**図4-1**)．この一連の繰り返しが「看護過程」そのものなのです．

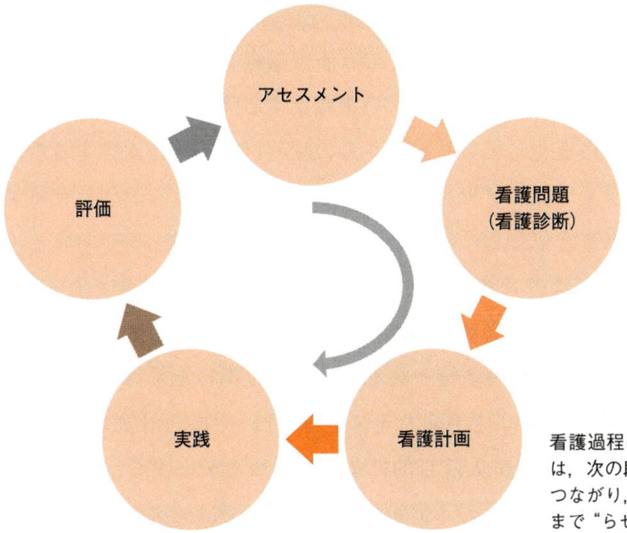

看護過程の最後のステップ「評価」は，次の段階の「アセスメント」につながり，かたちとしては問題解決まで“らせん状”につながっていく．

●図4-1　看護過程のステップ

POSのステップ

POS（problem oriented system）は「問題志向型システム」と訳されます．POSは，アメリカの医師ローレンス・ウィード（Lawrence L.Weed）が開発したもので，1970年代に医学教育のシステムとして，コンピュータ化にも対応できるように考えられました．

わが国においては，1973年，日野原重明が日本の医療のあるべき方向性をめざし，教育のあり方も考えられ，医師や看護師，そのほかの医療従事者に向け導入されました．

これを，医師よりもいち早く臨床の現場に導入したのが看護師でした．その理由として，看護過程のステップがPOSのステップ（システム）に連動しやすかったことがあげられます．POSとは，患者さんの問題を中心におきながらケアしていく方法です．そのため看護問題に＃（ナンバーサイン，一般的には「ナンバー」といいます）を使って表現します．臨床の看護師がよく「シャープ」と読んでいますが，＃（シャープ）とは別の記号です．そもそもPOSをコンピュータに連動させるために開発されたもので，＃（ナンバー）は「決定」の意味で使われています．“この問題を決定”という意味で＃を使うのです．では次にPOSの使い方の基本を学んでいきましょう．

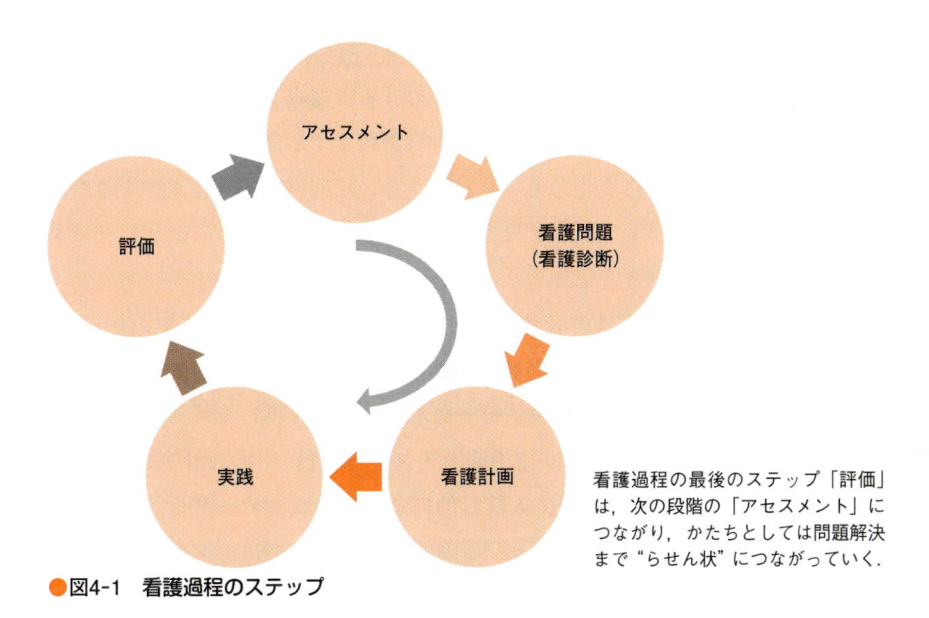

1 情報収集

最初のステップは「情報収集」です．先の「看護過程」と同じで，入院時に把握すべき患者さんの基礎情報(基礎データ)を収集する段階です．この収集されたデータは，入院後に変化していく患者さんの状態(データ)と比較するために必要です．正しいフィジカルアセスメントにつなげるために，適切なデータの収集を行う必要があります．

データの収集においては患者さんの入院目的に沿って行う必要があります．たとえば治療にあたって検査が必要であればバイタルサインとともに，心電図検査，X線検査などの生命活動の証拠となるデータを収集します．また，リハビリテーションが目的であれば徒手筋力テスト(MMT)や握力計測の数値(データ)を収集します．このように入院目的によって異なるデータを，それぞれ注意して得る必要があります．この「情報収集」の段階では，次の「問題点の抽出」に結びつけるため，データを解釈しアセスメントする過程が含まれます．

2 問題点の抽出

「情報収集」とそこでのアセスメントから続き，次のステップは「問題点の抽出」になります．問題点は最優先して援助を行う必要がある順に#(ナンバー)を付け表現します．

この問題点を表すためには，前述したように世界共通言語のNANDA－I看護診断を使って表現すると，より効果的です．

3 初期計画

第3のステップは「初期計画」です．患者さんが入院した当初は，まだ検査結果もはっきりしていないため，確定できる問題がみえない段階でもあります．しかし，とりあえず計画しておくというものです．この段階で考え得る範疇(はんちゅう)での計画であるために，後日変更が必要になってくる場合もあります．仮の目標を設定しておくことで，患者さんの状態に応じた本来の患者目標がみえてきます．

4 経過記録

次のステップは「経過記録」です．第3のステップの「初期計画」で問題ごとに出ている患者目標(看護目標とよぶ病院や施設もあります)に沿って毎日ケアしたことを，SOAPの書き方で記録していきます(SOAPの書き方については次項「POSの経過記録」参照).

5 監査

最後のステップは「監査」です．患者さんに提供され，記録として残されたケアが，適切であったか，どの程度有効であったか，効率よく行われたかどうかを監査します．

病院全体の診療記録の監査は診療情報管理士(p.35参照)が行います．診療情報管理士は各病院の年間退院患者数により何人採用しなくてはならないという決まりがあります．国の方針で基準化されていますが，いわゆる病歴室(カルテが保存されている)といった部署で行われます．

一方，病棟で行われている監査は，看護師個人がプライマリナース(もしくは受け持ち看護師)としてどのように自分の患者の目標を設定し，その目標の到達度を評価し，成果につなげるべくケアしていたかを監査することになります．具体的な病棟監査の方法については「第14章　看護監査(経過監査)」(p.151)参照．

POSの経過記録

問題に対して計画したとおり実践し，それによって患者さんがどう変化したかわかるように記録します．POSでの経過記録(SOAP)は，**表4-2**のような書き方をします．書き方の決まりですから，パターン化して覚えてしまいましょう．

●表4-2　POSの経過記録を書くときの決まりごと

SOAP		記録内容
S(subjective data)	主観的データ	・患者さんの主観的な訴え ・患者さんの言葉をそのまま記載
O(objective data)	客観的データ	・バイタルサイン，検査データなどの数値 ・客観的な観察・事実に基づく内容
A(assessment)	分析・評価	・SやOに対する判断・選択・思考がわかるように記載し，今後の方向性を考察する
P(plan)	計画，プラン	・Aに基づく今後の観察・援助・指導などの計画 ・OP・TP・EPに分けて記載 OP(observation plan)：観察計画 TP(treatment plan)：援助計画 EP(education plan)：指導・教育計画

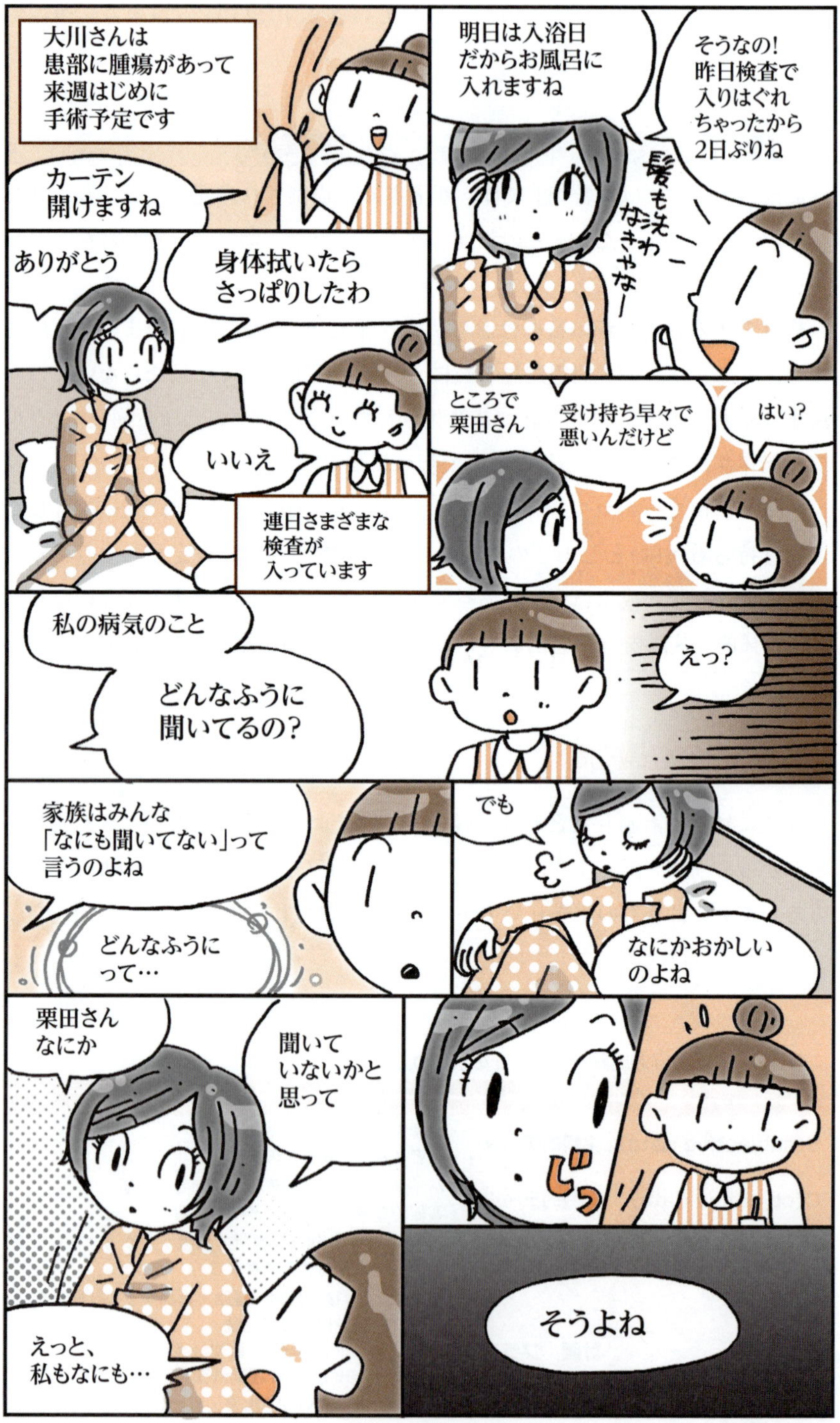
大川さんは
患部に腫瘍があって
来週はじめに
手術予定です
カーテン
開けますね
ありがとう
身体拭いたら
さっぱりしたわ
いいえ
連日さまざまな
検査が
入っています
明日は入浴日
だからお風呂に
入れますね
そうなの!
昨日検査で
入りはぐれ
ちゃったから
2日ぶりね
髪も洗わなきゃなー
ところで
栗田さん
受け持ち早々で
悪いんだけど
はい?
私の病気のこと
どんなふうに
聞いてるの?
えっ?
家族はみんな
「なにも聞いてない」って
言うのよね
どんなふうに
って…
でも
なにかおかしい
のよね
栗田さん
なにか
聞いて
いないかと
思って
えっと、
私もなにも…
じっ
そうよね

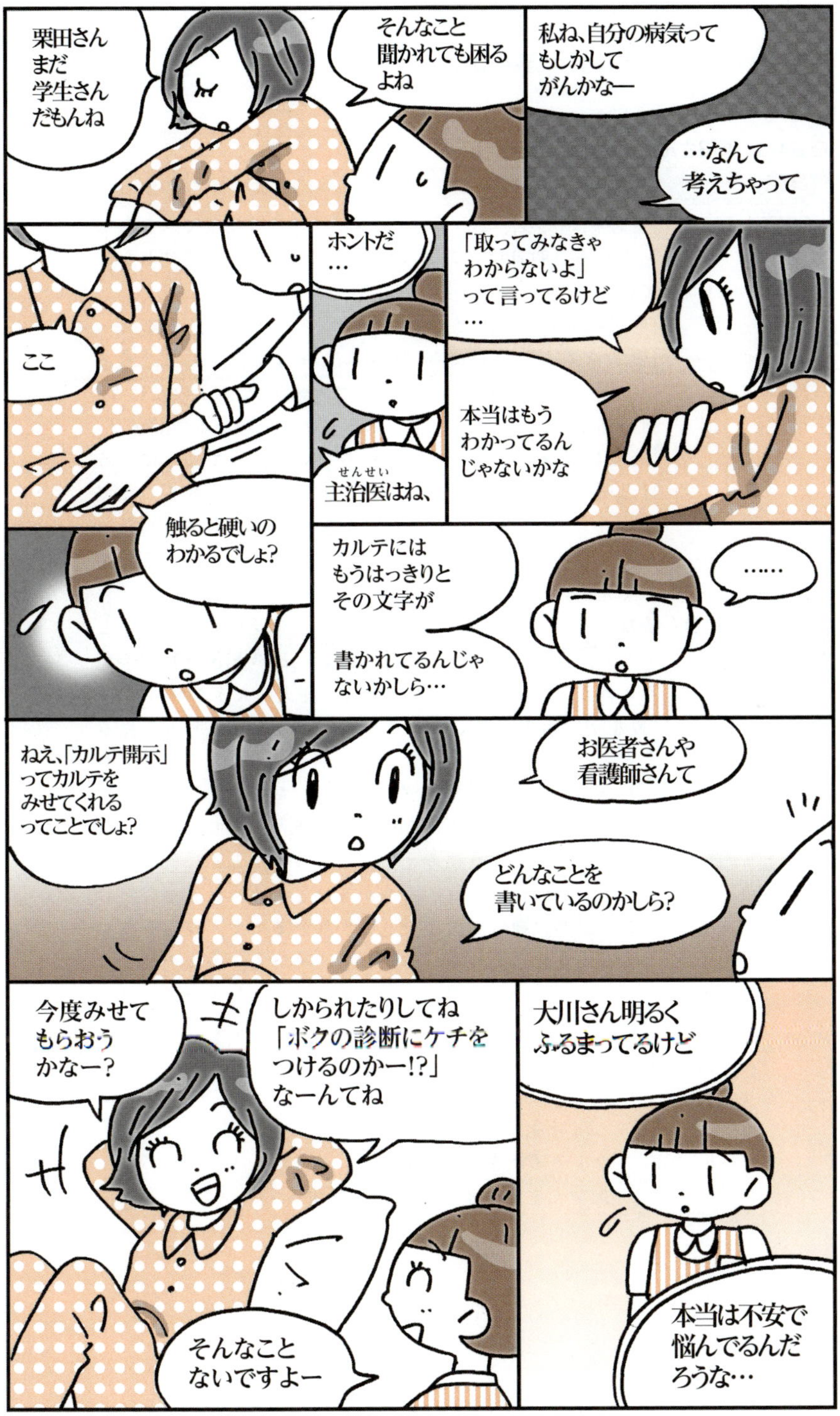
栗田さん まだ 学生さん だもんね
そんなこと 聞かれても困る よね
私ね、自分の病気って もしかして がんかなー
…なんて 考えちゃって
ここ
ホントだ …
主治医はね、
「取ってみなきゃ わからないよ」 って言ってるけど …
本当はもう わかってるん じゃないかな
触ると硬いの わかるでしょ?
カルテには もうはっきりと その文字が
書かれてるんじゃ ないかしら…
……
ねえ、「カルテ開示」 ってカルテを みせてくれる ってことでしょ?
お医者さんや 看護師さんて
どんなことを 書いているのかしら?
今度みせて もらおう かなー?
しかられたりしてね 「ボクの診断にケチを つけるのかー!?」 なーんてね
そんなこと ないですよー
大川さん明るく ふるまってるけど
本当は不安で 悩んでるんだ ろうな…

マンガの事例(p.48-49)を看護学生の栗田さんは経過記録として，どのように書いたのかみてみましょう(**表4-3**).

●表4-3　栗田さんが書いた経過記録

月日	#	SOAP	サイン
5/25 13:00	1	S 「身体拭いたら，さっぱりしたわ」「昨日は検査で入れなかったから，明日は２日ぶりに風呂に入れる，髪も洗わなくては」 「私の病気のこと，どんなふうに聞いているの？」 「私の病気もしかしたら“がん”じゃないのかしら．考えたりして……．家族は何も聞いていないというのだけど，何か様子がおかしいのよ」「触ると硬いのわかるでしょ？」「先生は“取ってみないとわからないよ”って言っているけど……」「カルテ開示ってカルテをみせてくれることでしょう？ 今度みせてもらおうかな……」「“ボクの診断にケチつけるのか……”なんてね」「診断にケチつけるのかって先生に怒られるかしら」 O 清拭をして「さっぱりした」と言う．学生の顔をじいっとみたり，「自分の病気“がん”かな」とふさぎ込む様子がみられる．臍部周辺に触れると硬く卵大の大きさが触れる．「カルテ開示をお願いしようか」と言うときは明るく振るまっているようにみえる．カルテ開示についての質問があったため，医師に直接たずねるように勧めた． A 「自分の病気について，医師や看護師，家族の様子から何かを隠しているようにみえる」と言うが，とくに何に疑問を感じるかについては，自分からは答えようとしない．しかし，腹部に硬い卵大の大きさが触れるので，疑問を感じているように思われる．解決するためにも，カルテ開示について進めていく必要がある．医師・看護師の表情のどこに疑問を感じるかの質問には，笑って答えない． P OP：腹部のしこりの観察を行う． 表情の観察を続ける． TP：入浴時洗髪を行う． EP：カルテ開示を行い説明する． 疑問点を解決するように説明する．	栗田

事例の経過記録の書き方と計画の説明

ここでは経過記録の書き方の基本を押さえておきましょう.

①まず「#」の覧へ看護問題の番号を書きます.

②「SOAP」の覧へ下記のSOAPの要素を記載していきます(**表4-2**参照).

S:患者さんの主観的データ(情報)で,患者さんが訴えている言葉をそのまま書きます.

O:客観的データ(情報)で,患者目標に到達するための計画(プラン)に沿って実施したケアや,それに関連した検査データを書きます.また,ケアを行ったときの患者さんの反応や観察したこと,その問題について医師から得られた情報や家族から得られた裏づけのある情報も書きます.“客観的”ですから,看護師の側から観察できた内容が入るわけです.

A:ここでのアセスメントは,S(主観的データ),O(客観的データ)から問題を解決するために行うべき内容を検討します.また,行った内容をみて分析・解釈し,その結果がどうなったかを書きます.

つまり,S,Oに書かれているデータから患者さんの問題解決のためのプランに向けた検討をするとともに,プランが実施された後の反応をみて,その実施が有効であったか無効であったか,目標が達成されたかを書きます.ケアをしたことで患者さんにどのような結果をもたらすことができたか,また,どこがどのようによくなかったのかを患者さんの主観的データと客観的データに照合して記載します.

P:計画(プラン)では,アセスメントの結果,患者さんの問題解決のためのプランを立てます.また,実施しているプランを部分的に追加したり,変更したりする必要があればプランの修正をします.時には全面的にプランを変更する必要があるかもしれません.

P(計画)は,OP(観察計画),TP(援助計画),EP(指導・教育計画)の要素で書きます.これらのプランの実施の結果,患者さんがどう反応したかは,またSOAPの順で記録していきます.

経過記録の記載のポイントを**表4-4**に示しましたので参考にしてください.

●表4-4　経過記録のポイント

月日	#	S O A P		サイン
①	②	S	(主観的データ) ・患者さんの訴えを患者さんの言葉で書く.	
		O	(客観的データ) ・看護師がケアして観察したこと, 医師や裏づけのある家族からの情報, 検査データを書く.	
		A	(アセスメント) ・患者目標が到達したか, どこが悪かったか, プランを行ったことでの患者さんの変化を分析し, 結果がどのように表れたのかを書く. その結果, 患者目標の到達度を変更する必要があるかプランに結びつけて書く.	
		P	(計画, プラン) ・OP：観察計画を書く. ・TP：援助計画を書く. ・EP：指導・教育計画を書く.	③

①：月日と記録した時間を書く.
②：問題点に対しての具体的な患者目標(期待される結果)の番号を書く.
③：記録者の名前(サイン)を書く.

5

患者さんの情報収集とは?

情報収集とは“看護の視点”で患者さんの状態を観察しながら，同時にフィジカルアセスメントにより患者さんの現時点での情報を抽出していくことをいいます．

ここでは，入院してきたばかりの患者さんの情報収集を，どのように行ったらよいか考えてみましょう．入院したばかりの患者さんは，何が問題であるのか，どこに問題があるのかわからない場合が多いものです．しかし一般に，患者さんはいちばん苦しいことや困っていることを訴えています．言葉や態度で訴えなくても患者さんの様子を観察すればヒントがみつかります．そのヒントを手がかりに情報収集していけばよいのです．

しかし，情報は，ただやみくもに集めようとしても集められるものではありません．人をみるときには，何かの手がかりになる視点がなければなりません．まず，その点から考えてみましょう．

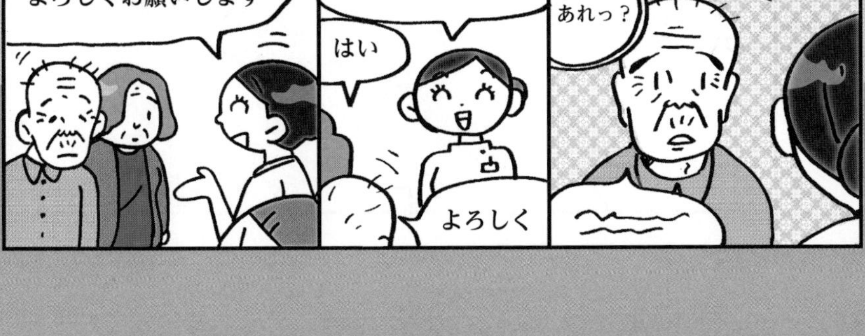

担当看護師の田中です
よろしくお願いします
少しお話を
聞かせてください
はい
よろしく
あれっ？

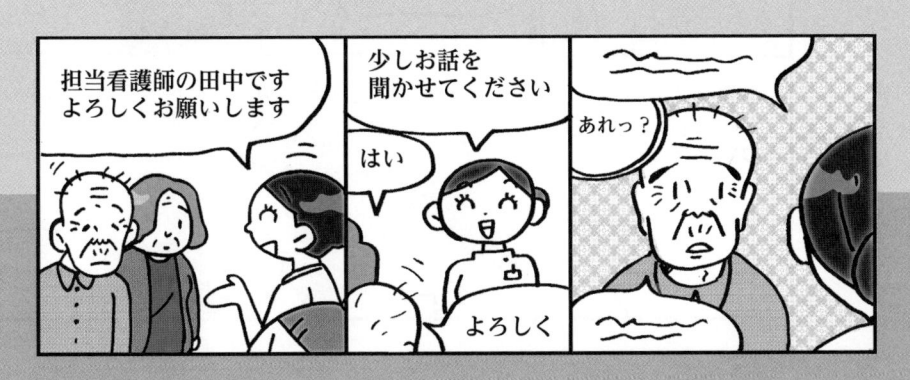

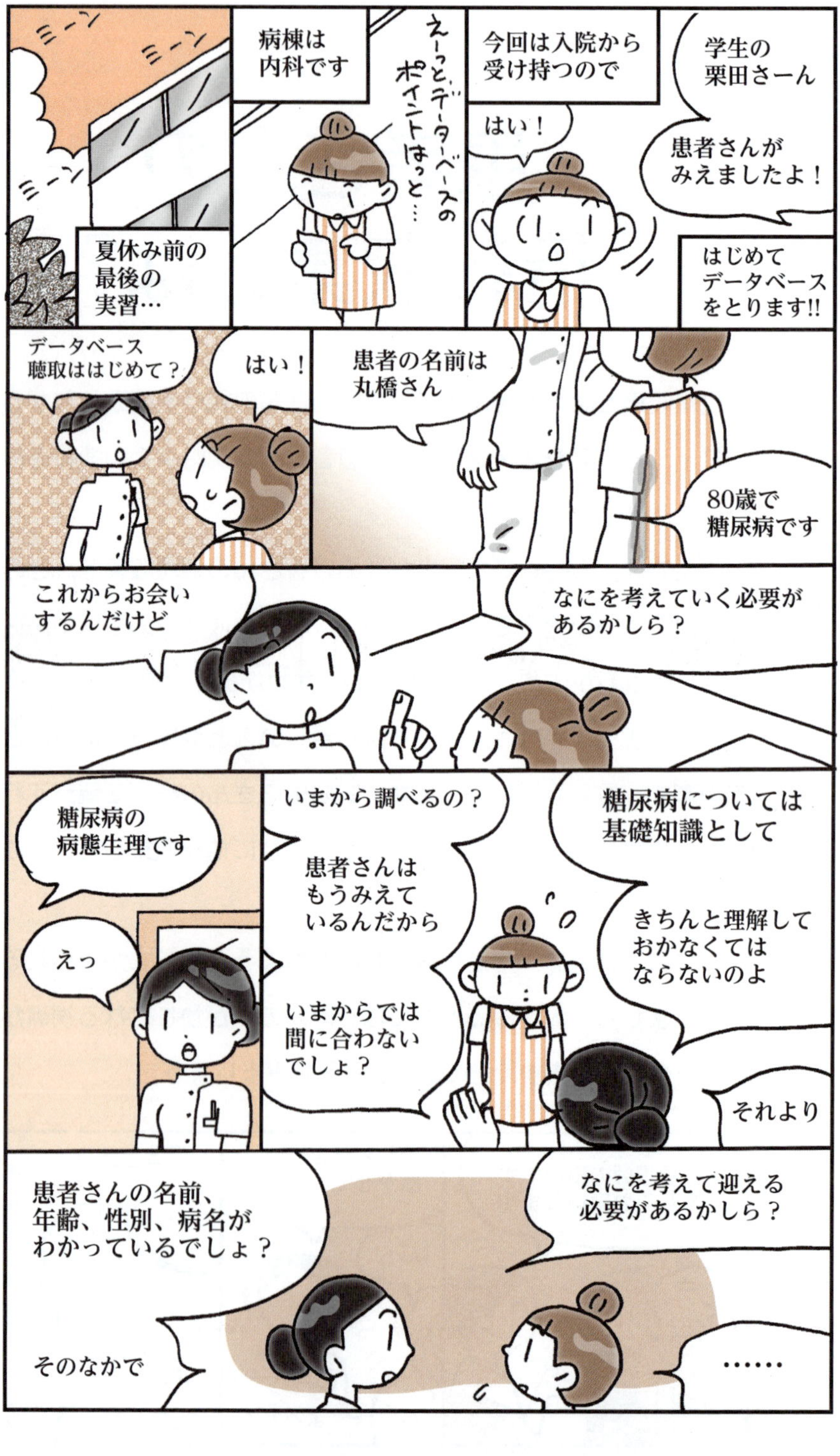
ミーン
ミーン
ミーン
夏休み前の
最後の
実習…
病棟は
内科です
えーっとデータベースのポイントはっと…
今回は入院から
受け持つので
はい！
学生の
栗田さーん
患者さんが
みえましたよ！
はじめて
データベース
をとります!!
データベース
聴取ははじめて？
はい！
患者の名前は
丸橋さん
80歳で
糖尿病です
これからお会い
するんだけど
なにを考えていく必要が
あるかしら？
糖尿病の
病態生理です
えっ
いまから調べるの？
患者さんは
もうみえて
いるんだから
いまからでは
間に合わない
でしょ？
糖尿病については
基礎知識として
きちんと理解して
おかなくては
ならないのよ
それより
患者さんの名前、
年齢、性別、病名が
わかっているでしょ？
そのなかで
なにを考えて迎える
必要があるかしら？
……

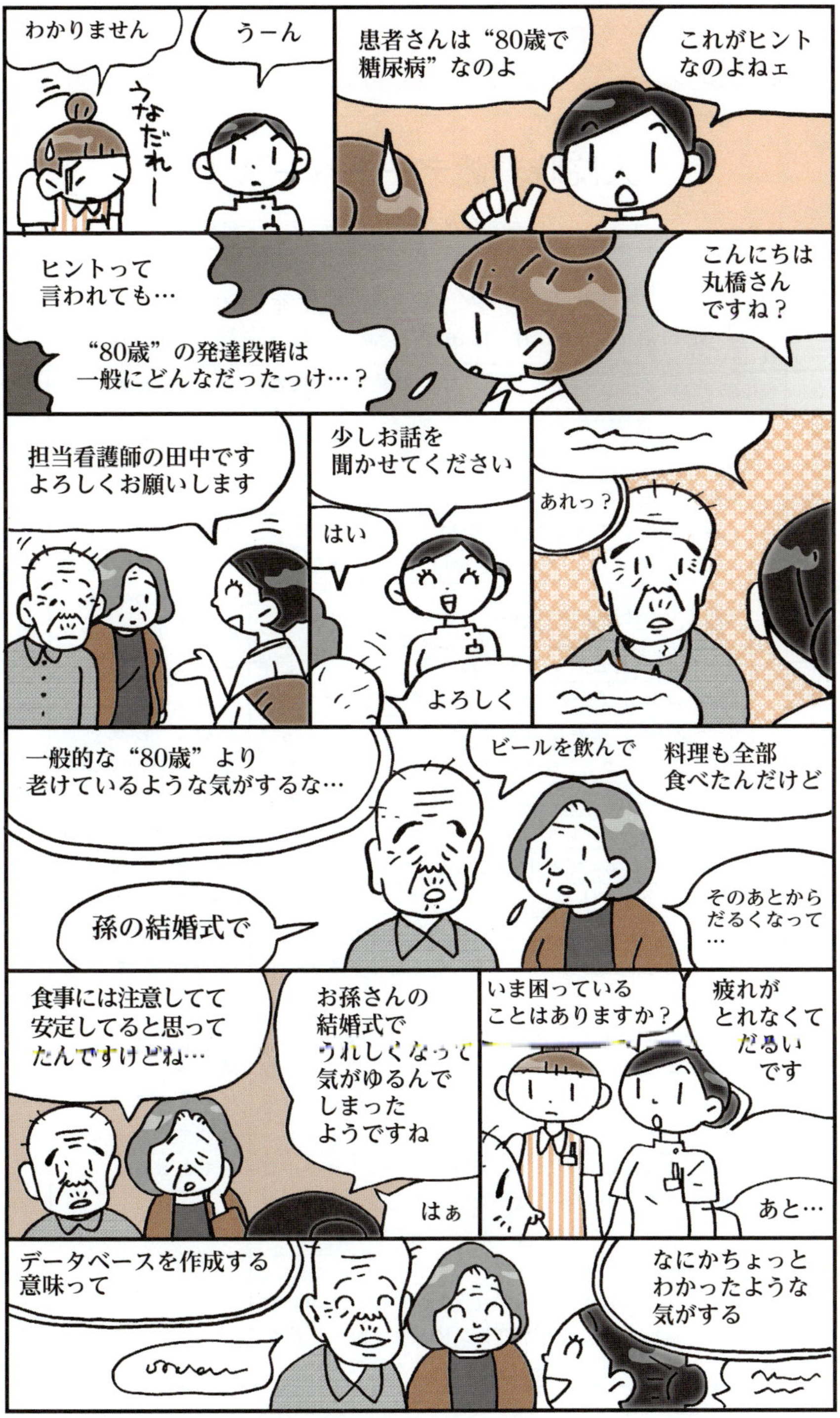

わかりません
うーん
うなだれー
患者さんは“80歳で
糖尿病”なのよ
これがヒント
なのよねェ
ヒントって
言われても…
“80歳”の発達段階は
一般にどんなだったっけ…？
こんにちは
丸橋さん
ですね？
担当看護師の田中です
よろしくお願いします
少しお話を
聞かせてください
はい
よろしく
あれっ？
一般的な“80歳”より
老けているような気がするな…
ビールを飲んで
料理も全部
食べたんだけど
孫の結婚式で
そのあとから
だるくなって
…
食事には注意してて
安定してると思って
たんですけどね…
お孫さんの
結婚式で
うれしくなって
気がゆるんで
しまった
ようですね
はぁ
いま困っている
ことはありますか？
疲れが
とれなくて
だるい
です
あと…
データベースを作成する
意味って
なにかちょっと
わかったような
気がする

看護における情報収集とは

丸橋さんに関する情報収集の記録

入院時看護データベース1

プライマリーナース（ ○○○○ ）

病棟 ○○ 科　情報提供者（ ○○○○ ）　記載者（ ）

ふりがな 氏名 丸橋○男　男（○）・女 生年月日 M.S.T.H.R 年 月 日 80歳	入院日：○○年 ○月 ○日 ○時 ○○分 独歩（○） 車椅子 ストレッチャー
現住所： TEL	連絡先 ①氏名＿＿ 続柄＿＿ TEL ②氏名＿＿ 続柄＿＿ TEL

		アセスメント
	診断名：糖尿病	
I 健康知覚・健康管理	主訴：だるくて何もしたくない 入院目的：血糖コントロールを行い，だるさをとりたい． 入院までの経過： 8年前糖尿病と診断され3回入院したが，ここ2年くらいは自分で血糖コントロールができるようになり，インスリン注射は自分で行っていた．食事も注意し，上手にコントロールされていたと本人の弁． 2日前，孫の結婚式でとっても気分がよく，うれしかったのでビールやごちそうを食べた．その後から何となくだるくて疲れがとれなくなった． 心配になり受診した． 話し方はゆっくりだが，質問に対し考えながらはっきり答える．立ち上がったり，座ったりする動作は両手に力を入れてゆっくり行う． 現在の病気について医師からの説明とそのとらえ方 医師：まだ糖尿病のことを甘くみている．また，根本から治療をやり直し，コントロールできるまで入院する． 本人：4回目の入院だが，糖尿病のコントロールはできていたからよいと思ってしまった．今度はしっかり治したい． 家族（続柄）： 気をつけているようでも，おいしいものの誘惑に弱い．しっかりコントロールされるまで，退院しないでほしい．	糖尿病について自分なりの認識はあり，管理は行っていたようで，コントロールはされていたと思われる． しかし，お祝いごとで気がゆるんでしまったのか，食事に対しての1日の限度や，倦怠感と糖尿病についての関連性の理解は確認できていない． その点の本人の認識のありようと今後の管理の方法についての指導が必要である．

入院時看護データベース2

氏名　丸橋○男

Ⅰ 健康知覚・健康管理	既住歴：○○○○年，糖尿病
	入院までの使用薬剤：有・無 糖尿病の薬
	健康管理の方法：有・無　毎日散歩１時間くらい
	嗜好品：有・無　酒(　杯／日)　タバコ(20本／日)　その他(　　)
	特異体質：有・無
	感染症：有・無　MRSA(＋．－．未検)　検査日　／　部位 HB(＋．－．未検)　HCV(＋．－．未検)　ワ氏(＋．－．未検) その他
Ⅱ 栄養・代謝	食事摂取状況 日常の食事形態：主食　御飯，全粥，五分粥，三分粥，重湯 副食　常菜，キザミ，ミジン，ミキサー その他 偏食：有・無 食欲：有・無 嚥下困難：有・無 摂取方法：経口，経管，その他 水分摂取状況：１日 1,500mL くらい 義歯：有・無(上．下．部分)　さし歯 体重減少／増加：有・無　いつから　どのくらい 入院時身長：165cm　入院時体重：52kg 皮膚の問題：有・無　部位 状態 通常の体温：36.6℃　入院時の体温　36.5℃ その他の関連情報 入院時の血液検査中

看護師と医師の情報収集の違い

情報収集は医師も行いますが，看護師と医師の情報収集の違いは何でしょうか？　まず，それを確認してみましょう．

医師の情報収集：医師は，診察や検査によって患者さんの臓器・器官の障害について情報収集し，そのなかで異常を発見し，より正常に近づけるように判断し，治療方針を立てます．

看護師の情報収集：看護師は，病気をもった患者さんが日常生活をしていくときに何に困っているかに主眼をおき，情報収集を行います．また看護師は，患者さんが自分の健康をどう維持していけばよいのか，どのような日常生活を送れば回復に向かうことができるのかなどを，患者さんとコミュニケーションをとりながら全身状態の観察も行います．そのときの患者さんの態度などから，総合的に判断して問題の抽出を行い，看護計画の立案につなげます．

このように看護師と医師では，自ずと情報収集の視点とその意図が違っています．しかし，患者さんを回復させようとする目的と方向性は一緒です．

看護師が患者さんについて，より正確に理解し，的確なケアにつなげるためには，患者さんの病気を熟知しておくこと，そして人間を総合的に理解しておくことが大切になります．

看護情報収集における“視点”

看護師が行う情報収集における“視点”は，看護学生の場合でいうと，臨地実習で使われる情報収集用紙に載っている項目があてはまります．どの看護学校でも，必ずだれか１人の看護理論家の看護の“視点”を使っています．ただし，看護大学では各領域の教員が考えている理論に沿っている場合もあります．

いずれにしても看護学生が卒業し臨床の現場で働くときは，学校で学んできた看護理論が基盤になるわけです．患者さんの情報収集の方法も学校での学びが基礎になります．

一方で，臨床の場面では，その病院が選んだ看護理論家の看護の“視点”を使います．それは看護記録で最初に使用する看護データベースの用紙（看護記録１号用紙，入院時看護記録，情報収集用紙などといわれています）に表されています．その視点にしたがって患者さんの観察を行い，その視点からアセスメントも行いますから，病院でどの看護理論を選ぶかは，とても大切なことになります．

ここで，データベースについて少し説明を加えます．先でも触れましたが，「データベース（database）」とは一定の形式で整理されたデータの集まりのことをいいます．一定の形式で集められたデータは，共有し利用され検索・集計していくことができるように整理されます．電子カルテが導入されると個人情報が蓄積され，つまりデータベース化され，患者さんがどの科を受診しても，過去のデータから，今日受診した痛みはどこからの痛みなのか原因を抽出することが可能になります．そのため患者さんのデータベースは病院にとって，もっとも大切なものになります．それらのこともあり，単なる「情報収集用紙」といったよび方から，「データベース」という汎用性のあるよび方に変えたほうがよいと思います．

看護理論とは

では，看護理論とは何でしょうか．看護学校では入学した4月ごろに「看護とは」について学ぶことが多いのですが，そのとき最初に学ぶのはフローレンス・ナイチンゲール（Florence Nightingale）でしょう．ナイチンゲールは200年くらい昔のイギリスの人ですが，現在の看護界にいろいろな角度から大きな影響を与えています．

ほかの主だった看護理論家としては，アメリカのバージニア・ヘンダーソン（Virginia Henderson），ドロセア・オレム（Dorothea E. Orem），アイモジン・M・キング（Imogene M. King），カリスタ・ロイ（Sister Callista Roy）らがいますが，皆さんの学校，病院ではだれの理論を使っていますか？ 自分がどの理論家の看護理論で学んでいるかは知っておいたほうがよいでしょう．

学生の場合，卒業し就職したとき，「だれの看護理論を学んできましたか？」と質問されます．そのとき「わかりません」ではあまりに情けないですから，いまのうちに先生に確認しておいてください．

ここでは，バージニア・ヘンダーソンの看護理論を使って解説していきます．この看護理論は世界約30か国の看護師に利用されており，わが国でも多くの学校で採用しています．この看護理論のよいところは，生理学的視点が多く，初学者にも理解しやすい点です．ここで，このヘンダーソンの看護理論について少し説明しておきましょう．

ヘンダーソンは，国際看護師協会（ICN）の看護業務委員会から依頼を受け，世界の看護師の水準を保つために，1960年に「看護の基本となるもの」を発表しました．これは，人間ならだれもが必要とする看護ケアの基本を14項目にまとめて“基本的看護の構成要素”と表現したものです．人間の基本的欲求に基づいたこの14項目の視点に沿って，患者さんを観察し，看護の必要性を探り出します．

しかし，50年以上も前に発表されたものですから，現在の看護の流れに合わせるためには少し内容を補いながら使う必要があります．具体的には，心理面についての項目を補うことと，看護過程・看護診断について補う努力が必要でしょう．

一方で，看護診断の項「第７章　問題点（看護診断）とその表現方法」（p.85）でも触れますが，NANDAインターナショナルでは，2009年にアセスメントの枠組みをマージョリー・ゴードン（Marjory Gordon）の「機能的健康パターン」に決定しました．世界中の看護師の使用頻度が高いことがその理由です．

そこで，看護の枠組みとしてゴードンの人間を機能からみた11のパターン（機能的健康パターン）をもとに，ヘンダーソンの14項目（基本的看護の構成要素）を振り分けて，そのカテゴリーを使用することにしましょう．ゴードンとヘンダーソンの比較の表を参照してください（**表5-1**）．

この両者を比較すると，ヘンダーソンの14項目からはゴードンの「6．認知－知覚パターン」「7．自己知覚－自己概念パターン」「9．性－生殖パターン」に含まれる看護診断が出にくいことがわかると思います．そこで，それらの看護診断が出せるようにデータベースの内容を検討してみました．巻末の付録（p.165）に載せてありますので参照してください．たとえば「認知－知覚パターン」でみると，疼痛のように，意識があり感覚的にもしっかりしている患者さんは，自分でその痛みを表現できます．それをアセスメントすれば神経学的なデータを得ることができます．

皆さんが，たとえばヘンダーソンと違った看護理論を学んでいたとしても心配はありません．“看護の視点”が違うだけで，看護過程の流れは一緒です．要するに，看護師の情報収集の視点は医師の視点とは違い，患者さんの日常生活の健康回復に向けられるように考えられた看護理論であればよいのです．

●表5-1 ゴードンの機能的健康パターンとヘンダーソンの14項目看護の視点の対比

ゴードンの機能的健康パターン	ヘンダーソンの基本的看護の構成要素
1．健康知覚－健康管理	14．患者の学習を助ける
2．栄養－代謝	2．患者の飲食を助ける 7．患者が体温を正常な範囲内に保つように援助する
3．排泄	3．患者の排泄を助ける
4．活動－運動	1．患者の呼吸を助ける 4．歩行時および座位，臥位に際して患者が望ましい姿勢を保持するように援助する．また，患者が一つの体位からほかの体位へと身体を動かすのを助ける 6．患者が衣服を選択し，脱いだり，着たりするのを援助する 8．患者が身体を清潔に保ち，身だしなみよく，また皮膚を保護するように援助する 13．患者のレクリエーション活動を援助する
5．睡眠－休息	5．患者の休息と睡眠を助ける
6．認知－知覚	なし
7．自己知覚－自己概念	なし
8．役割－関係	10．患者が他人に意思伝達ができ，自分の欲求や気持ちを表現できるように援助する 12．患者の仕事あるいは生産的職業を助ける
9．性－生殖	なし
10．コーピング－ストレス耐性	9．患者が環境の危険を避けるように援助する．また，感染や暴行などの患者に由来する危険の可能性から他人を守る
11．価値－信念	11．患者が自分の宗教に基づいた生活ができ，自分の善悪の概念に従えるように援助する

＊ヘンダーソンの項目における「なし」は，ゴードンの項目に該当するものがヘンダーソンの14項目に含まれていないという意味．そのため，本書ではゴードンの機能的健康パターンの内容を含むように看護の視点を作成していますので，巻末の付録(p.165)を参照.

患者さんに合わせて情報収集を

情報収集は患者さんのデータベースの基になるものです．たとえば，p.54-55のマンガのなかで看護学生の栗田さんが出会った患者さんは，実際には80歳なのに老けてみえました．これは，人は高齢になればなるほど個人の生活習慣への取り組み方の違いが表面に現れてくるということでしょう．ふだんの生活のあり方や，その人の生活スタンスの影響が，年齢を重ねるに従って表面に現れ，個人差が出てきます．

そこで「この患者さんが，なぜ糖尿病をここまで悪くしてしまったのか？」を中心に情報収集していくことが必要になります．看護師は，患者さんのふだんの生活習慣の実態を把握しながら，患者さん自身が「健康面については自分で注意しなければ，だれも治してはくれない」ということに気づくようなケアをしなければならないわけです．

情報収集のコツ

ここで，患者さんに初めて会って情報収集をするときのポイントをあげておきます．情報収集を行うとき，いちばん初めに質問する内容としては，次頁の「**初めて質問するときの例**」としてあげたような言葉かけをするとよいでしょう．

問いかけでは，現在生活上で困っていることを中心に聞いたり観察したり，痛い部分があれば触ってみたりすることがコツになります．患者さんによっては「学生に何か聞かれると警察の尋問のようでいやだ」という人もいます．臨床看護師であっても看護学生のように，患者さんに尋問するように聞いたりしていないでしょうか．患者さんは苦痛や心配事があって入院してきているのです．いま，何についていちばん困っているか，そのことにフォーカスを当てながら，関連すると思われることを考察のうえ観察・質問することで確認していく必要があります．また，援助を重ねていくなかで，さらに観察を行い，情報を増やしていきます．

正直な話，臨床看護師の多くも看護学生と同じように，データベースの項目に沿って質問攻めで聞いていることが多いように思います．疾患名がわかっていれば病態は予想がつきますから，病態を頭に描きながら主訴と重ね合わせてみます．患者さんの「主訴がいちばん大きな手がかり」になります．患者さんがどうなりたい，どうしてほしいと思っているのかも重要です．質問だけではなく，主訴をきっかけに，系統的に情報(データ)を把握することを心がけてください．その際，視診，聴診，触診，打診の技術，いわゆるフィジカルアセスメントの技術を駆使することが大切です．

最初は，患者さんが入院をすることになった「理由」に焦点を絞ることがポイントです．尋問タイプの質問は，嫌われると同時に患者さんを疲れさせます．気をつけましょう．

初めて質問するときの例

- 「どうして受診なさったのですか？」
- 「どんな症状が出ましたか？」
- 「いま出ている症状でいちばん苦しいことは何ですか？」
- 「血糖値が上がったのは，どんな原因があったと思いますか？」
- 「たとえば，だるくてなんとなく動くのも嫌になったとか？」
- 「いま，生活するうえでいちばん困っていることは何ですか？」

個人情報とプライバシーの問題

1 情報収集とプライバシー

現在，カルテ開示，電子カルテなどの取り組みがされていますが，患者さんや家族から情報を得るうえで私たち医療従事者が気をつけなければならないことも増えてきました．それは，医療従事者は患者さんや家族のさまざまな情報を知り得る機会が多いため“個人のプライバシーにかかわるデータの取り扱いに十分な注意をはらう必要がある”ということです．

私たちは，ふだん何気なく，今回の入院に必要とは思われないような内容まで聞くことがあります．たとえば「自宅はマンションですか」「トイレは洋式ですか，和式ですか」などです．このような情報は，リハビリテーションを目的にした入院では必要かもしれませんが，一般的な入院時に必要なものでしょうか？ 考えてみればプライベートな情報です．

データベースの項目にあるから聞くのではなく，その患者さんの状況に合わせて必要な情報のみを聞きます．データベースには，どのような患者さんにも対応できるように，あらゆる項目が用意されています．その患者さんのケアに関係しない項目はデータをとるべきではありません．医療従事者は，もっと患者さんのプライバシーの問題について深く考えてみる必要がありそうです．

2 情報の共有とプライバシー

いまや，さまざまな情報がコンピュータに保存されている時代になりました．医療の場面でも患者さんの情報は電子カルテに保存され，すでにペーパーレス（それまでの紙のカルテから電子カルテなどのデジタル情報になっています）の時代を迎えています．医療従事者が毎日ケアし観察したことは，すべてコンピュータに入力されます．そのお陰で情報が一括管理され，スタッフ間で，また職種間で情報の共有をしやすくなり，医療事故防止にも役立つというメリットもあります．

しかし，これは医師や看護師，そのほかの医療従事者(薬剤師，栄養士，医療ソーシャルワーカー，理学療法士など)が，患者さんに対応したら，その日の経過記録にそれぞれが記載していくわけですから，ある患者さんのカルテを開くと，その患者さんに関するすべての個人情報がみられるわけです．そのため，看護師は看護に関連した情報だけを得ることを心がけ，それを活用する際にも患者さんのプライバシーに十分配慮しなくてはなりません．

3 もっとも重要な問題点に焦点を

現在，入院期間は短縮化され，患者さんの在院中に看護師ができるケアはそれほど多くはありません．ケアを行って結果を出すことが大切ですが，おそらく解決できる患者さんの問題点は一つくらいでしょう．その一つに焦点を絞ってケアをしていけば，波及効果により，ほかの問題も解決できるかもしれません．

情報をたくさん集めたから問題が絞れるとはかぎりません．個人情報の保護に関する法律(略称：個人情報保護法)との関連から，必要最低限の情報から，現在患者さんがいちばん困っていることに焦点を絞って考えるようにするとよいでしょう．たとえば主訴と，現在出ている症状，検査結果，疾患に関連した情報を得て問題点を絞り込むようにすると，よけいな情報を得る必要がなくなります．

患者さんが訴えている現状と，さまざまな角度からのデータ(症状，検査結果，疾患に関連した情報)を結びつけるためには，なんといっても看護師個々の十分な知識が必要不可欠です．そのため看護学生や新人看護師はわからないことを教員・指導者・先輩にコツコツ聞いて，個人の努力を惜しまないことが重要です．

6

アセスメントで困らないために

皆さん，情報を集めたうえで，さあアセスメントを書こうとするときに，なかなか書けなくて困った，という経験はありませんか？ アセスメントでは，データを読んで，そこから問題点を抽出していくための知識と判断能力が必要とされます．アセスメントで困ってしまったときは，問題点の抽出に関する知識や判断能力がカギになります．

看護過程においては，アセスメントの構成要素と，そのなかで看護師個々が行う患者さんの状態に対するアセスメントの内容が重要になります．アセスメントが不十分ですと，今後のケアに影響することになるからです．

“アセスメント”(assessment)という言葉は英語のまま，日本語に訳さないで使われていますが，この言葉は医療界のみで使われているわけではなく，たとえば“環境アセスメント”といったように産業界でもしばしば使われています．産業界で使われているそのほかの言葉でもQC(quality control)つまり「品質管理」は，看護では「患者満足度」「スタッフ満足度」などの意味で使われています．

では，看護過程におけるアセスメントの方法について具体的に考えてみましょう．

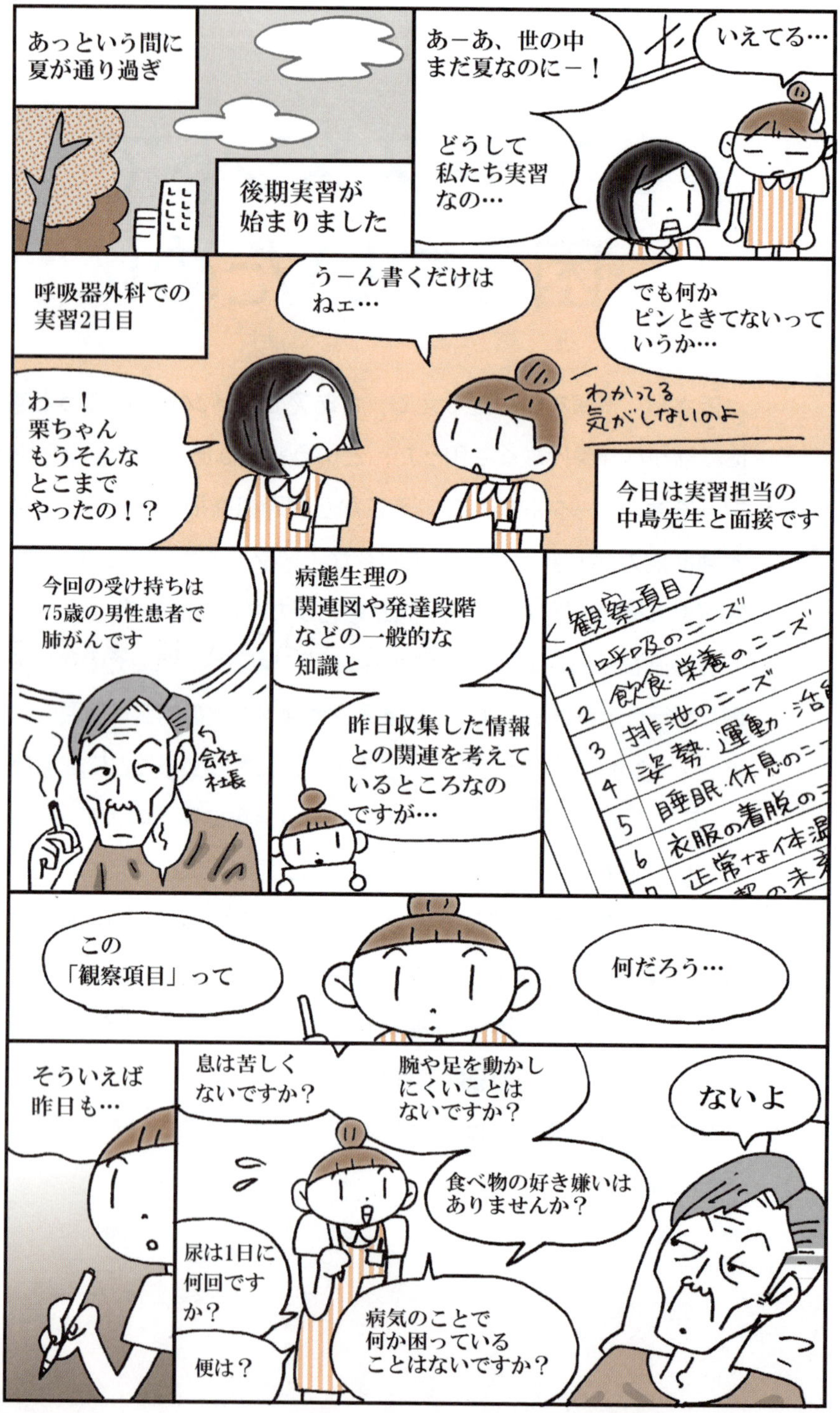
あっという間に
夏が通り過ぎ
後期実習が
始まりました
あーあ、世の中
まだ夏なのにー！
いえてる…
どうして
私たち実習
なの…
呼吸器外科での
実習2日目
うーん書くだけは
ねェ…
でも何か
ピンときてないって
いうか…
わかってる
気がしないのよ
わー！
栗ちゃん
もうそんな
とこまで
やったの！？
今日は実習担当の
中島先生と面接です
今回の受け持ちは
75歳の男性患者で
肺がんです
会社
社長
病態生理の
関連図や発達段階
などの一般的な
知識と
昨日収集した情報
との関連を考えて
いるところなの
ですが…
<観察項目>
1 呼吸のニーズ
2 飲食・栄養のニーズ
3 排泄のニーズ
この
「観察項目」って
何だろう…
そういえば
昨日も…
息は苦しく
ないですか？
腕や足を動かし
にくいことは
ないですか？
ないよ
食べ物の好き嫌いは
ありませんか？
尿は1日に
何回です
か？
便は？
病気のことで
何か困っている
ことはないですか？

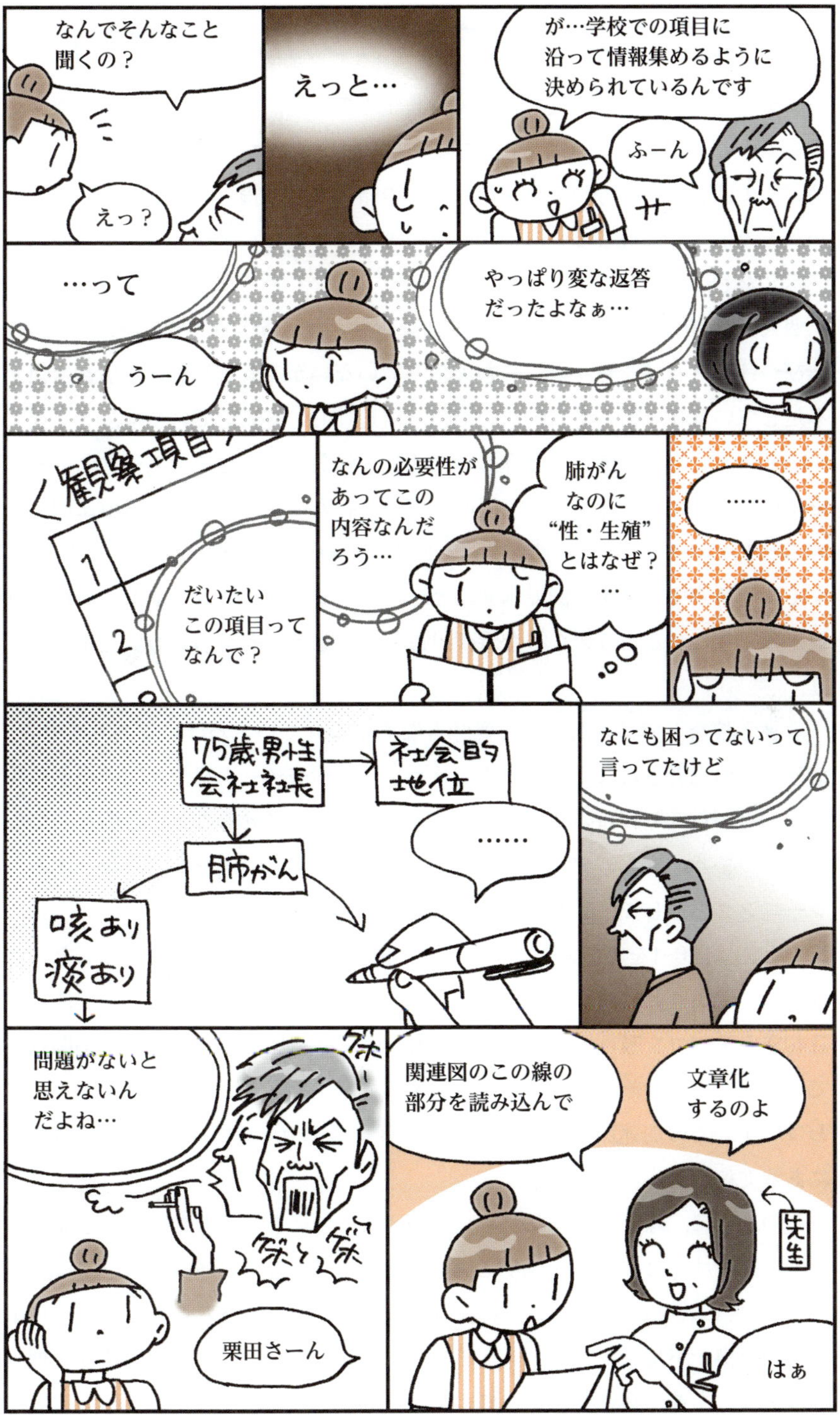
なんでそんなこと聞くの？
えっ？
えっと…
が…学校での項目に沿って情報集めるように決められているんです
ふーん
…って
うーん
やっぱり変な返答だったよなぁ…
観察項目
1
2
だいたいこの項目ってなんで？
なんの必要性があってこの内容なんだろう…
肺がんなのに“性・生殖”とはなぜ？…
……
75歳男性
会社社長
社会的地位
肺がん
咳あり
痰あり
……
なにも困ってないって言ってたけど
問題がないと思えないんだよね…
ゲホー
ゲホ
ゲホ
栗田さーん
関連図のこの線の部分を読み込んで
文章化するのよ
先生
はぁ

アセスメントの考え方とフィジカルアセスメント

アセスメントがまだ十分できない看護学生の場合，臨地実習の際に関連図を書くことが多いように思われます．関連図はシークエンス(sequence)，構造図ともよばれているものです．情報収集の結果として得られたデータが，それぞれどのように関連しているのか，その理由を考えることができるよう構造的に示したものです．

個人の頭の中で結びつけたデータ(知識)が構造的に正しく表現されているか，結びつけなければならないものが欠落していないか，欠落している場合は何が不足しているかを明らかにするために，構造(図式)で表しています．

アセスメントは，データどうしの関連性を検討したうえで，データとデータを結びつけている意味を言葉で説明していく行為です．文章にする前に図で表すことで，データどうしの関係を示した矢印(→)の方向が誤っていたときなど，すぐに判断ができます．図で示すことは，パソコンやタブレットなどの情報機器が多く使われるようになった時代にはマッチしている方法ともいえるでしょう．

看護学校などでは，関連図を意味もなく書かせているわけではありません．病態とその患者さんに現れている症状や訴え，検査データを関連図のなかに入れ込みながら，それらの結びつきやその理由を考えさせることを目的としています．つまり，個々のデータに関する知識を得たり，それを判断したりするトレーニングを通して，アセスメントの考え方を学習しています．

たとえば**図6-1**をみてください．この図の「呼吸機能」のデータと「ときどき咳嗽，痰あり」には，どんな関連があるのでしょうか．それは「40年間，毎日40本のタバコを吸って」いて，いまも禁煙できていないという理由が関連しているわけです．それを自分の言葉を使って説明できるようにする必要があるわけです．この関連図の線をなぞりながら文章をつくってみたのが**図6-1**の下にある文章です．

このように，線をなぞりながら図を文章にしていき，アセスメントを完成させていきます．このとき，説明しきれなかったり，説明が飛んでしまったり，「どうしてこれとこれがつながるのかしら？」と疑問が出てくるときは，理由づけの根拠が不足しているということです．参考書などを用いて関連性を理由づける知識を補う必要性が生じてきます．

ところで，アセスメントを行うときに大切なのは，患者さんに対し，どのような看護の視点から観察していくかということです．前章で解説したように，看護理論家の看護の視点をベースに用いることで，患者さんをどのように観察していけばよいか，その視点が定まっていきます(ここではヘンダーソンの看護理論を用います)．看護学生の場合は，看護の方法や観察の仕方がまだよくわからない状態ですから，実習記録に示されている視点(データベースの項目)を使っているわけですが，臨床の看護師は独自の看護の方法論が確立されていきます．それが自分の理論になります．その確立までは，看護学校で学んだ看護の視点を用いて学習してください．

しかし，臨床では，いわゆる看護理論に基づく看護の視点だけでは患者さんの身体に対する見方が不足してしまいがちです．単に「診療の補助」のためだけではなく，患者さんの日常生活行動上の問題をとらえるためには，身体を系統的に把握することが必要だからです．したがって，フィジカルアセスメントの力が絶対必要になります．

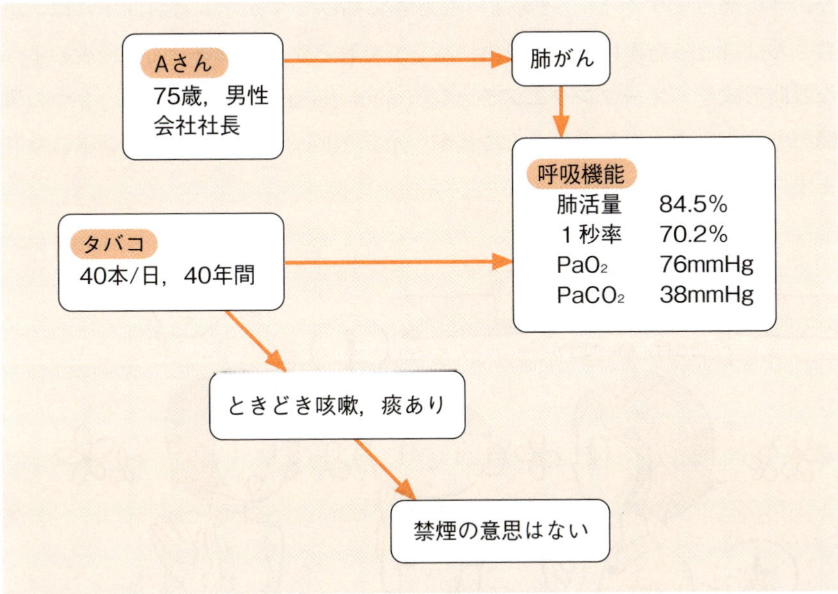

75歳の男性で会社社長のAさんは肺がんである．呼吸機能のデータに異常はみられないが，喫煙歴40年で毎日40本のタバコを吸い続けていることに関連して，ときどき咳嗽があり，痰の喀出もみられる．本人に禁煙の意思はない．以上のことから，今後の病状の進行に伴い，禁煙や痰喀出方法の指導とネブライザーによる薬液注入が必要になると思われる．

●図6-1　Aさんの関連図

看護におけるフィジカルアセスメント

1 インタビューにおける質問形式

患者さんが初めて入院してきたとき，看護師は患者さんにどのような苦痛があるか情報収集を行います．多くの看護師は，そのとき面接によるインタビューで情報を得ようとしますが，皆さんはデータベースの項目を順番に埋めていくような質問の仕方をしていませんか？

データベースの項目ごとに順を追って，質問形式によるインタビューをすると，患者さんは自分で考えて答えようとするのではなく，問いに対して次から次へと「はい」「いいえ」で答えていくようになります．この方法では質問した範囲の回答しか得られず，問題点を深く掘り下げることができません．

こうした質問形式は“**クローズドクエスチョン**”(closed question)とよばれ，質問リストに沿って全体を把握し，特定の問題の有無を確定させるのに向いています．たとえば身体の痛みの場所を確認するには「ここは痛いですか？」と問いかけ，それに「はい」と答えるというやりとりになります．ここで「どんなふうに痛みますか？」「どのようなときに痛みますか？」と質問すれば，患者さんは自分の痛みについて自由に話してくれるかもしれません．後者のような質問形式を“**オープンクエスチョン**”(open question)とよび，この２つの質問の方法をうまく組み合わせることが，インタビューの重要なポイントになります．

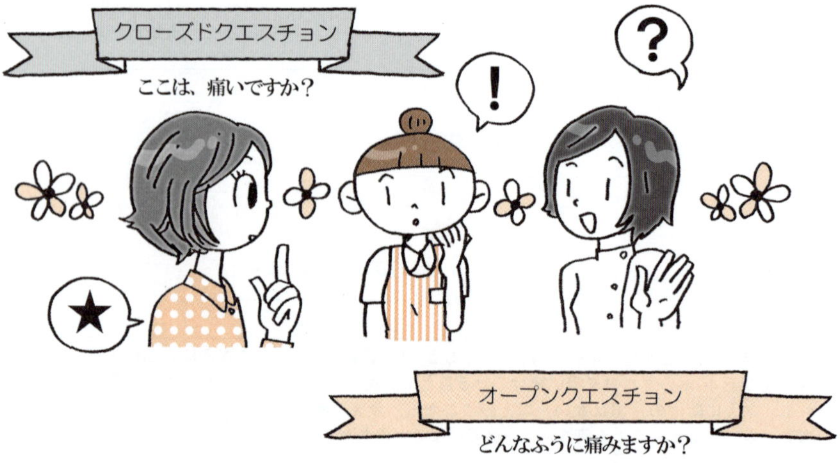

2 フィジカルアセスメントとは

さて，フィジカルアセスメント(physical assessment)は先にも述べたように身体診査によるアセスメントを指しますが，それは看護師自身が患者さんの身体を調べてわかったこと，つまり「客観的データ」と，前述したインタビューによって患者さんから得られる「主観的データ」と両方を合わせて，患者さんの身体状況を判断することです.

たとえば患者さんの主訴や入院目的に関するインタビューで，患者さんが「咳(せき)をするとき胸がつまったような感じになります」と答えた場合，聴診器を使って胸の音を聴いたり，手で胸を触りながら胸のどの部分が詰まった感じなのかを看護師の目で確認していく必要があります．後者を身体診査つまりフィジカルイグザミネーション(physical examination)とよび，このプロセス全体がフィジカルアセスメントになります.

フィジカルイグザミネーションとは看護師が五感を使って患者さんを観察し診察する身体診査を意味しています．つまり患者さんの身体上の問題点を五感を使った「視診・聴診・触診・打診」の方法によって系統的に探っていく方法です.

この言葉が使われていない筆者の看護学生時代にも，教員から「全身清拭を行ったときに何を観察しますか？」と質問されたとき「患者さんの皮膚の色や艶(つや)，湿疹などの状態を自分の目でみて，触って確認する」と答えました．いま「フィジカルイグザミネーション」とカタカナ言葉で表現されると，従来とはまったく違ったことを求められているように思えますが，基本は同じで，悩むことはありません．それよりも自分の手と目と耳で確認していく技術を確実に行えるようにすることが大切です.

3 フィジカルアセスメントの使い方

では，情報収集のどのカテゴリーでフィジカルアセスメントを行うのでしょうか？　たとえば観察の枠組みであるゴードンの機能的健康パターン「栄養－代謝」です．食事の量だけに焦点を絞らないで，患者さんの全身の皮膚の状態に目を光らせてください．1日の水分量やBMI(体格指数)，血液検査データなどを念頭において，頭のてっぺんから足の爪(つま)先まで観察します．頭髪の抜け毛の状態や艶，爪の表面の艶や生え方，色，皮膚の色調や湿潤・乾燥状態と，各データとの関連を観察します．この観察のために患者さんをわざわざ裸にしなくても，洋服からパジャマに着替えるときなどに，それとなく観察することができます．

この方法は，看護師の知識と技術がものをいいます．正常な音と異常な音とを聞き分けられる技術や，皮膚の色の違いなどを観察できる技術が大切になります．繰り返しますが，患者さんの情報収集をする場合は，五感をフルに活用して情報を得る必要があるのです．

フィジカルアセスメントは，自分なりのパターンや方法をしっかり身につけてその手順を毎回守るようにすると，見落としなく観察できるようになります．その場合，患者さんの主訴が非常に重要なポイントになります．**表6-1**に観察の仕方のヒントをあげておきます．

データベースに合わせたフィジカルアセスメント

フィジカルアセスメントとは，患者さんの身体状況について，インタビューによる主観的データとフィジカルイグザミネーションによる客観的データを統合して判断を下すこと，と前項で解説しました．

この実際の進め方にはいろいろな方法があります．とくにフィジカルイグザミネーションについては，全身くまなくみる方法が推奨されています．でもここでは，日常的なケアのなかでアセスメントできるよう，**表6-2**，**表6-3**にゴードンの機能的健康パターンの枠組みによる看護のデータベースの項目に沿って進める際の考え方を示します．

●表6-1　フィジカルアセスメントのための観察のポイント

❶呼吸器系の状態	呼吸音，呼吸数，呼吸の深さ，咳嗽(何時ごろ，どんな状態のときに，どんな咳が出るのか，そのときの胸痛の有無など)，痰(色や性状がどんなときに，どう変化するか)，胸郭の動きは左右対称か，患者が訴えている不快感や疼痛など
❷循環器系の状態	脈拍数，心拍数，心音，リズム，脈の強弱(橈骨動脈，上腕動脈，頸動脈，大腿動脈，足背動脈)，患者が訴えている不快感や疼痛など
❸神経系の状態	見当識，精神状態，瞳孔反射，視覚，聴覚，味覚，触覚，嗅覚，患者が訴えている不快感や疼痛など
❹皮膚の状態	色，弾力，熱感，浮腫，瘙痒感，皮膚の損傷，毛髪の様子，患者が訴えている不快感や疼痛
❺筋肉の状態	筋力，関節可動域の状態，患者が訴えている不快感や疼痛，MMT(徒手筋力テスト)，握力
❻消化器系の状態	舌・口腔内・歯肉の状態，腹部膨満感・腹部緊満・腹水の有無，腸音(グル音など)，便秘，患者が訴えている不快感や疼痛
❼泌尿器系の状態	尿の色・量，尿道・膣の分泌物，患者が訴えている不快感や疼痛

●表6-2　データベースに合わせたフィジカルアセスメントのポイント①

パターン	主観的データ	客観的データ
健康認識—健康管理	● 患者の健康や病気の知覚 ● 健康管理の方法と日常生活の習慣 ● 処方された薬や治療へのコンプライアンス	● 観察する内容：患者の態度，行動，外観，身体の動き
栄養—代謝	● 食事と水分摂取状態 ● 皮膚の状態 ● 髪の毛と爪の状態	● 体温，身長，体重 ● 皮膚，体毛，爪のアセスメント ・視診：皮膚の色，身体の斑の色調など ・触診：性状，温度と湿り気，弾力性，浮腫など ● 頭部，頸部，頸部リンパ節のアセスメント ・視診：顔面の観察（対称性，顔貌），頸部の観察（外観，動き） ・触診：甲状腺・気管・リンパ節の観察（大きさ，輪郭，可動性，硬度，圧痛） ● 血液検査データ
排泄	● 排便習慣 ● 排尿習慣	● 腹部のアセスメント ・視診：腹部の観察（外形，対称性，表面の動き），便・吐物の色調 ・触診：圧痛・腫瘤・腹水の観察（腹囲，波動テスト），虫垂炎の圧痛点の観察 ・聴診：腸蠕動音，血管音
活動—運動	● 日常生活行動 ● レクリエーション ● 定期的に行っている運動 ● 職業	● 胸郭と肺のアセスメント ・視診：皮膚の色，肋間（心拍動，胸郭拡張），呼吸の回数・リズム・深さ ・触診：胸郭拡張 ・打診：鎖骨，背側 ・聴診：呼吸音 ● 心電図検査・X線検査のデータ

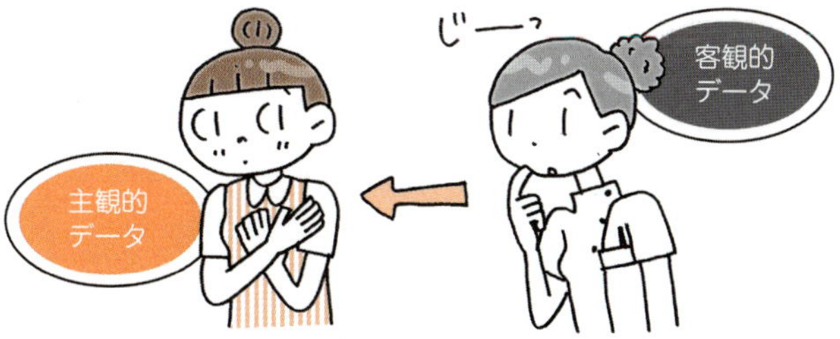

●表6-3　データベースに合わせたフィジカルアセスメントのポイント②

パターン	主観的データ	客観的データ
睡眠—休息	● 睡眠習慣，睡眠の問題，睡眠の補助	● 外観：目のくま・はれ（腫脹） ● 行動の観察：あくび，いらいら，集中力不足，うたたね
認知—知覚	● 感覚・知覚の問題，痛み，補助具の使用	● 口腔のアセスメント（味の感じ方） ・視診：口腔粘膜・舌・咽頭部の状態 ● 鼻のアセスメント（においの感じ方） ・視診：外観，鼻腔 ・触診：硬さ ● 目のアセスメント（みえ方） ・視診：外観，結膜・虹彩・瞳孔・涙腺の状態，視力，視野狭窄，対光反射 ● 耳のアセスメント（聞こえ方） ・視診：外観（耳介の大きさ・位置），聴覚 ● 精神状態のアセスメント ・視診：気分の観察，認識能力，思考過程，認知能力，記憶力，集中力，正常な判断能力，類似を判断する能力，感覚認識と共同性 ● 脳神経系（知覚神経系）のアセスメント
自己知覚—自己概念	● アイデンティティ，ボディイメージ，自分の能力と自己尊重の感じ方	● 神経系のアセスメント項目（p.72，**表6-1**の③）を参照 ● 人工肛門（ストーマ）造設，乳房切除術などの情報
役割—関係	● 家庭内での役割，仕事上での役割，社会における役割	● 家族とのコミュニケーションの状態 ● 家庭内での役割
性—生殖	● 月経，避妊，性生活，性的暴力の既往	● 乳房のアセスメント ● 泌尿器・生殖器のアセスメント項目（p.72，**表6-1**の⑦）を参照 ● 性の違和感
コーピング—ストレス耐	● ストレスと生活との関係，コーピングの方法，サポートシステム	● 神経系のアセスメント項目（p.72，**表6-1**の③），精神状態のアセスメント項目（「認知—知覚」の項目）を参照 ● 震災の経験，大切な人の死亡，火事にあう，交通事故を起こしたなど
価値—信念	● 価値，信条，信念，宗教的信念	● 患者の行動を観察

アセスメントの諸段階とデータのとり方

行動のパターン化の進め方と注意点

私たちは，ふだんから考えながら行動しているはずです．たとえば朝起きて，まずトイレに行き，電気ポットの電源を入れ(すぐ歯磨きする人もいるでしょう)，トースターにパンを入れてから，冷蔵庫からバターを出し，そのあいだに目玉焼きをつくり，牛乳を準備し，テーブルに並べ，新聞を読みながら朝食をとり，その後，化粧をして(ここで歯磨きする人もいるでしょうか)というような，自分なりの朝の行動パターンをとっています．これは限られた時間に，いくつもの工程をこなす合理的な手順を考え，結果として経験として積み上げられた行動といえるでしょう．

このように，だれでも何となくパターン化した行動が身についていると思います．ここでいうパターンとは，自分が自然に身につけている行動や方法のことです．

このパターンを入院時の患者さんの観察のときにも道筋として決めておくと，客観的データを集めるときの見落しにならないと思います．この自分の観察のパターンをつくるときに参考になるのは，アブラハム・マズロー(Abraham H. Maslow)の「欲求の階層」です(**図6-2**)．

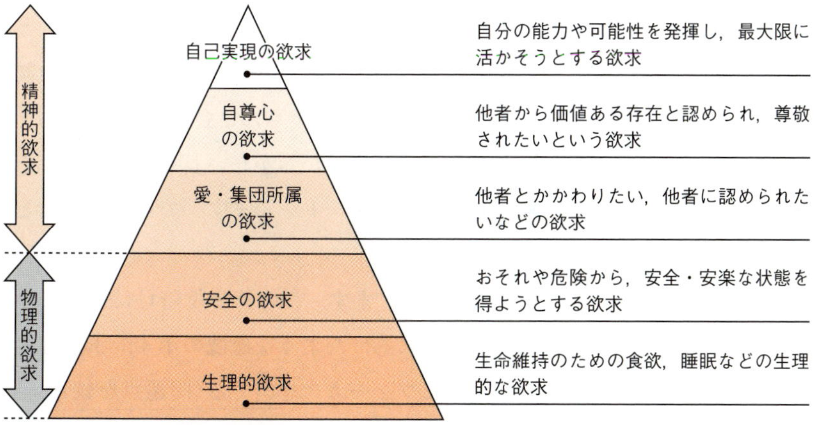

●図6-2　マズローの欲求の階層

患者さんの欲求(援助しなくてはいけないこと)には，①生理的欲求(空気，水，食物，庇護，睡眠，性)，②安全の欲求，③愛・集団所属の欲求，④自尊心の欲求，⑤自己実現の欲求，があり，生命にかかわる①がもっとも優先され，⑤までの階層順になっています．この「欲求の階層」のいわば優先順位を参考に，自分の観察のパターンを組み立てていくことがよい方法だと思います．

しかし，時に番狂わせの緊急事態も発生します．毎日パターン化された行動をとっていると，身体で覚えたことはできますが，突然の問題が発生したときにパニックに陥ってしまうことになります．相手が機械や心をもたないものならば，常にパターンで行動しても何ら問題がないでしょうが，対象が人間の場合はそうはいきません．その反応によって対応を変化させなければなりません．

先の朝の行動パターンの例でいうと，朝寝坊すると，いつもの行動パターンをとることができず，最低限のことだけをして家を飛び出すことになると思います．たとえば朝寝坊したため歯磨きだけして飛び出すか，化粧だけそそくさとすませ飛び出すか……というようにです．患者さんの観察においても，突発的な出来事に対し，そのとき，その場で，どのように観察を組み立てていくことができるか，裏づけを伴った行動がとれるのか，それは経験の積み重ねと学習によるといえるでしょう．

アセスメントの3つのステップ

看護におけるアセスメントは，看護師のインタビューや観察の仕方で違ってきます．また，そのときの患者さんの反応をいち早くキャッチできる観察力や，その反応への対処は，看護師の能力にかかっています．

患者さんが医療機関の外来を訪れるということは，どこか具合の悪いことがあり，自分の生活に何らかの支障があるわけです．看護師は患者さんに最初に会ったときから，直感力も含めて観察します．患者さんと会話をするなかで「この人はどこに異常があるのか？」と観察し「何かおかしい」と感じたことをきっかけに，頭の中をフル回転させてアセスメントをします．では，それはどのように進めていけばよいのでしょうか？

表6-4にアセスメントのステップを示します．この第３段階目にあたるフォーカスアセスメントには，さらに次項にあげたような確認のポイントが３つあります．患者さんがかかえる問題点にフォーカスを当てる(問題点を絞り込む)アセスメントは十分に注意して行う必要があります．

●表6-4　アセスメントの３つのステップ

第１段階	● 患者さんに会う前の確認（患者さんの姓名・性別・年齢） 看護師は，この段階で患者さんの年齢から発達段階などの予測をし，相応のイメージを膨らませます．
第２段階	● 患者さんに会っての確認（一次アセスメントの段階） インタビュー，観察，検査データなどから得られたデータベースを基に患者さんの全体像を描きます．
第３段階	● 情報収集した内容の確認（フォーカスアセスメント）の段階 一次アセスメントで情報収集したなかで，とくに注意しなければならないデータ（問題点）の確認や見落としている情報源の確認をします．このとき看護師は，とくに重要と思われる問題点について，ほかのすべてのデータと関連させながらアセスメントします．

フォーカスアセスメントの３つのポイント

では，患者さんのデータを集めるときは，どこに焦点（フォーカス）を絞ればよいのでしょうか．患者さんは自分の身体の異変に気づいて受診行動をとっているのか，または自覚症状がないまま健康診断で異常がみつかり精密検査を勧められて受診しているのかもしれません．医学診断名が確定しての入院であれば，その病態がどういった症状として出現してくるのか，自分の病棟に入院した患者さんの病態を理解していなければなりません．

いずれにしても患者さんが訴えている言葉や入院の目的を頭に入れ，関連する各種のデータを集めることが大切であり，その準備が整っていれば，フォーカスすべき問題点（援助すべき患者さんの反応）が浮かび上がってきます．

看護学生であれば，担当教員から受け持ちの患者さんの疾患名が示されていると思います．臨地実習の開始前にその疾患の病態生理を必ず調べ，主たる症状や徴候を理解してから患者さんにお会いしましょう．そのことを肝（きも）に銘じておいてください．

以上のことをふまえて，現実にいま観察している患者さんの状態を推測し，血液検査，X線検査，心電図検査などのデータから推測される異常を理解できれば，フォーカスすべき患者さんの問題点が明らかになってくると思います．

フォーカスアセスメント（重点アセスメント）における留意事項を３つのポイントとして次にまとめました．実習時は受け持ちの患者さんに置き換えてアセスメントしてください．

フォーカスアセスメントにおける3つのポイント

①他覚症状・自覚症状により問題が確認されているか?

その問題は何か，それはよくなっているのか，悪くなっているのか，その症状を維持していける状態かを確認する.

②問題のコントロールがされて，緩和や予防ができているか?

その原因となるものを取り除いたり，その原因を少なくしたりすることができるかを確認する.

③問題点の管理・予防がされているか?

患者さんは，この問題点についてどのように思っているのか，今後自分の病気をどのように管理したり予防したりするのか，その方法について説明できるかを確認する.

正確なデータのとり方

1 主観的データ・客観的データを区分けしてとる

データを得る際の注意点として，まず患者さんが話したことなのか，看護師による観察の結果なのかをはっきり分けることが大切です．そのため，主観的(患者さんが述べていること)・客観的(看護師が観察していること)にデータを区分けして情報がとれるようにします．この主観的・客観的データの書き方については「第9章　経過記録1」(p.109)を参考にしてください.

主観的・客観的データを識別しないと，患者さんがそのことについて，どのように感じたり，思ったりしているのかを知ることが難しくなります．それがはっきり理解できないと問題点を明確にすることができなくなり，また患者目標を決めるときに不明確になり，成果も得られにくくなります.

2 確実なデータをとるための裏づけの確認作業

有効な見方から確実なデータをとるためには，その裏づけ(根拠)が必要になります．裏づけのための確認作業を次に示します.

裏づけのための確認作業

- 測定したデータは再度測定しなおし確認する.
- 前回の測定値と比較してみる(差が異常に大きい場合は, その要因を確認する).
- 自分の測定した値に自信がない場合には, 先輩看護師に再度確認してもらう.
- 患者さんの話(主観的データ)と, 自分の観察した内容(客観的データ)を比較し, 確認する.
- 患者さんの家族の話の内容と患者さんの話(主観的データ)を確認する.
- 他人からの情報(患者さんやその家族, 看護師, 他職種)は, 確実な情報なのかを確認する(すぐに信じないこと).

データの裏づけ

- データが確実に事実に基づいているかどうかを確認する.
- 他人(患者さんやその家族, 看護師, 他職種)の観察した内容が重要なデータであれば, 再度自分で観察し確認する.
- 疑わしいデータについては, 次の「データの再確認」の要領で裏づけをとる.

データの再確認

- 異常なデータについては, 常に再チェックする習慣を身につける.
- 客観的データと主観的データを常につき合わせてみる.
- 関連するデータとデータとの間にずれのある場合には, 観察内容と患者さんの訴えなどについて十分に調べる.
- 看護師が推論をしている内容については, 家族や患者さん本人に確認する.

データベースを活用したアセスメントの指針

実際に使われているデータベースは，医療施設や看護学校により違いがあります．今回ここで使用しているデータベースはゴードンの「機能的健康パターン」を使い，そのなかにヘンダーソンの「基本的看護の構成要素」の視点も併せて活用しています(「第５章　患者さんの情報収集とは？」参照)．ここでは，その点から解説します．

データベースの各パターンで何をみるか，**表6-5**，**表6-6**，**表6-7**にそのポイントをまとめました．アセスメントするときの指針として理解し，活用してください．このようなアセスメントの指針がないと，たとえパターンごとにアセスメントしたとしても，データベースからずれたアセスメントになりかねず，データベース活用の意味がなくなってしまいますので注意しましょう．

また，この指針と同時に，前述した「データベースに合わせたフィジカルアセスメントのポイント」(p.73-74，**表6-2**，**表6-3**)も視野に入れておくことを忘れないでください．

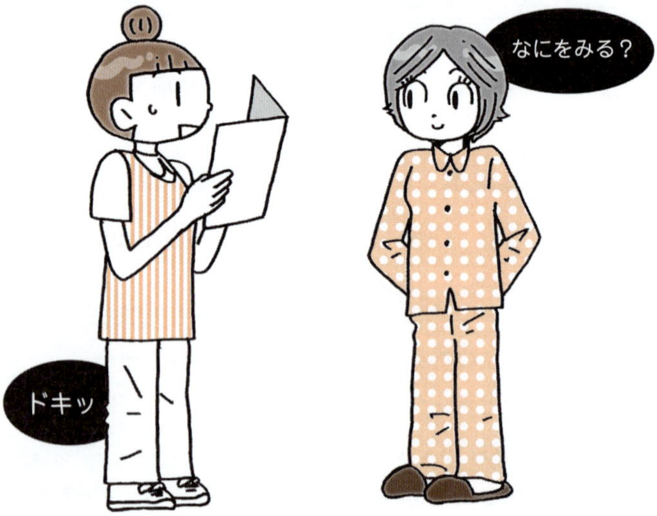

●表6-5　データベースに基づくアセスメントのポイント①

パターン	アセスメントのポイント
健康認識―健康管理	● 患者さん自身が認識するいまの健康状態と，いちばん良好な状態について，その人の健康増進方法や健康に関連する知識の理解のあり方を含めてアセスメントする． ● 具体的にはインタビューをしながら，自己の健康をよりよい状態に保つために，自覚し行っていることは何かについて，以下のような観察を行う． ・その患者さんは，健康であったときから，自分の健康維持のためにどのような管理方法をとってきたか？ ・この症状が出るまでに，自分なりに考えて行ってきたこと，および努力してきたことはどんなことか？ ・具合が悪くなったのは何が原因と思うか？ 今回はがまんできる範囲を超えてしまったので受診したのか？ ・自分の身体の不調に気づき，病気と意識したとき，どのような対応をしたか？ ・医師からどんな説明を受けたか．そして自分はどうしたいか？
栄養―代謝	● 患者さんに必要なエネルギー量(基礎代謝量)と食習慣を判定するとともに，皮膚や粘膜，髪の毛や爪，歯の状態から摂取している栄養の過不足を判断する．また，咀しゃくや嚥下の状態などを確認して，栄養摂取を阻害している要因をアセスメントする．そして，患者さんの健康回復に必要な食事内容や摂取の方法を，患者さん自身がどのように考え実行しようしているのかを観察する． ●「栄養―代謝」ではインタビューより患者さんの身体面の観察が大切であり，ここで行う観察方法としてはフィジカルイグザミネーションが重要になる．全身の皮膚の状態を手で触って確認し，皮膚が湿潤状態か乾燥気味なのか，浮腫があるのかどうか，皮膚の傷の程度などを確認する．また，血液検査データなども参考にして，次のような観察を行う． ・栄養摂取量は十分か，不足または過剰になっているか？ ・栄養摂取量が不足または過剰な場合の原因は何か？ ・栄養摂取量の不足または過剰に対して，患者さんはどんな考えをもっているか？
排泄	● 排泄機能の規則性や排便のための日課と行為を判断・観察するためのパターンである．このパターンでのフィジカルイグザミネーションは，腹部の状態を触診・聴診することが大切になる．腹水や便秘の観察には必要な行為である． ・排泄の規則性，方法，質，量の変動または障害があるか？ ・過剰な発汗はあるか？

●表6-6　データベースに基づくアセスメントのポイント②

活動—運動	● 朝起きてから夜寝るまでの行動において，患者さんは自分で何をどの程度できるか，できないものはなぜできないか．また患者さん自身はどうなりたいと思っているか，について観察する． ・日常生活動作（ADL）がとれているか？ どんな日常生活動作がとれないか？ ・日常生活動作がとれないのはどうしてか（原因は何か）？ ・患者さんはどのように行動したい，生活したいと思っているか？
睡眠—休息	● 睡眠と休息を妨げる因子，促す因子について広く考え，観察し，個々の患者さんが快適になり，かつその個人の身体的・精神的回復の手助けになる睡眠・休息のあり方を観察する． ・睡眠・休息は十分か？ ・望ましいリズムやパターンで睡眠・休息はとれているか？ ・患者さんは，現在の睡眠・休息に満足しているか？ ・「眠れない」ときの対処方法は何をしているか？ ・くつろげる時間はあるか？
認知—知覚	● その人が何かを行おうとするときに考えたり感じたりすること，また，その人が認識し何かを知ろうとすることなどをアセスメントする．その人が話したり行ったりする何らかの行動を直接観察することで知ることができる． ● ここでいう「知覚」とは身体外部の情報を得ようとすることである．それに対して「認知」は「知覚」された情報を大脳における高次の処理によって解釈したり，対応する行動を起こさせたりするはたらきである．そのため，患者さんの感覚器官のはたらきとともに，それに対応する言動などによる細かな表現に注目しなければならない． ● 患者さんと会話をしようとする場合，その会話が相手に聞こえている，その言葉の意味が理解ができている，言葉として返せる，これらはすべて観察する側の勝手な解釈にすぎないかもしれない．要するに，他人の感じ方・考え方は，その人とのかかわりのなかからみていかなければならないものである． ・五感（聴覚，視覚，味覚，触覚，嗅覚）に加えて，しびれ・痛みの程度を観察する． ・「認知—知覚」の機能の変化について，患者さんの表現方法を観察する．
自己知覚—自己概念	● たとえば初めて検査・手術を受ける患者さんの不安は，それまで経験したことがない事態であり，他者からは想像もできないほど大きい不安であることも少なくない．しかし，その不安は言葉としてすべて表現されることはなく，態度や表情で推し測るしかない場合が多い．したがって看護師は，自分の観察力と経験で，患者さんの思いに近づくことが必要となる． ● 患者さんは，自分の病気に対して絶望感，恐怖感，不安感をもっていることが多い．これらはその人の性格に関連している場合があり，まず患者さんに自分の性格についてどのように思っているかたずね，現在感じていることと関連させて情報を得ることが大切になる． ● 手術後のボディイメージに変化（たとえばストーマ造設，下肢の切断など）がある場合，とくに注意が必要である．

●表6-7　データベースに基づくアセスメントのポイント③

役割─関係	●家庭や社会における患者さんの役割や責任の範囲を明確にし，これらの役割や責任を果たせているかをアセスメントする． ・家庭や社会で健康な生活を営んでいるか？ 営めない原因は何か？ ・家庭や社会で健康な生活が営めないことを，患者さんはどう考えているか？
性─生殖	●自分の性役割・性機能・性行為が身体の変化に伴って変わってきたか，また，その変化により問題が生じたか，それを自分で解決できるかどうか，どのような援助が必要かアセスメントする． ・自分の性役割・性機能・性行為について，どのように考え，いままでどう過ごしてきたか？ ・性に対する違和感を感じているか？ ・性行為・性機能に変化があったか？ 性に対する考え方，性欲，相手との関係が変化したか？ ・治療を行ううえで，性に関する心配事はないか？
コーピング─ストレス耐性	●世のなかが複雑になり，それに伴い人間関係のあり方も複雑になってきている．こうした社会のなかで人は会社，学校，家庭での人間関係のトラブルに悩むことが少なくない．この人間関係のトラブルがストレッサー（ストレスの誘因）となると考えられ，それをアセスメントする． ●ストレッサーとなる悩みを自分なりに考え対処できればストレスにならないが，それに耐えられないときには自殺をはかったり，不登校になることがある． ・自分のストレスを和らげる方法はあるか？ ・ストレスを感じたときに相談できる人はいるか？ ・ここ１～２年に，生活上に大きな変化（災害，火事，交通事故，親しい人の死）があったか？
価値─信念	●患者さんの自己の選択や決断に影響を与えるような，人生における価値や目標，信条や宗教的信念などをアセスメントする． ・生きていくための信条は何か？ ・生きていくために宗教は重要か？ ・自分で決めなくてはいけないときに，自己決断しているか？

7

問題点（看護診断）とその表現方法

看護過程のステップでは，アセスメントを行うと同時に，問題点の抽出（看護診断）を行います．そこでは，看護問題リスト（看護診断リスト）を作成し，患者さんの看護ケアの優先順位を考えていきます．

ここでは，アセスメントからどのようにして問題を導き出していくのかについて学びます．そのときの表現としては問題点について「看護診断」を使って表現することにします．

問題点を看護診断を使って表現する理由は，電子カルテに看護診断を使用していることが多いためです．その理由と活用方法について十分な説明を行っていますので参考にしてください．

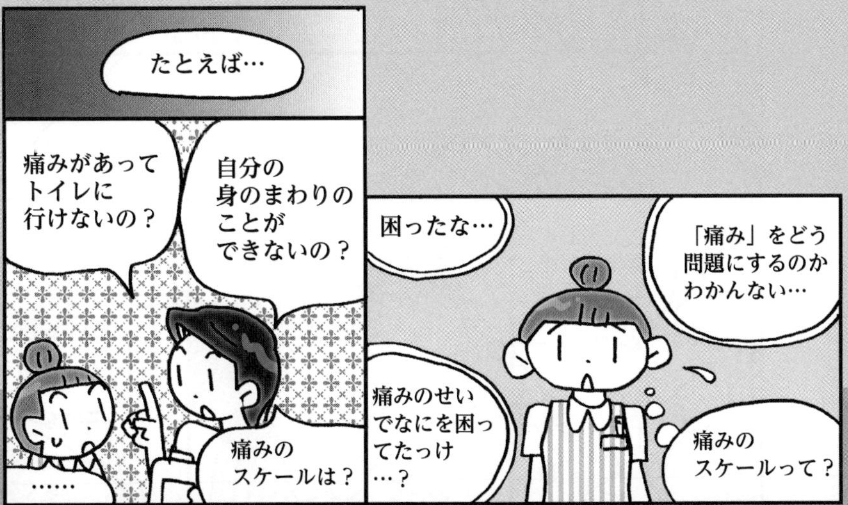
たとえば…
痛みがあって トイレに 行けないの？
自分の 身のまわりの ことが できないの？
痛みの スケールは？
……
困ったな…
「痛み」をどう 問題にするのか わかんない…
痛みのせい でなにを困っ てたっけ …？
痛みの スケールって？

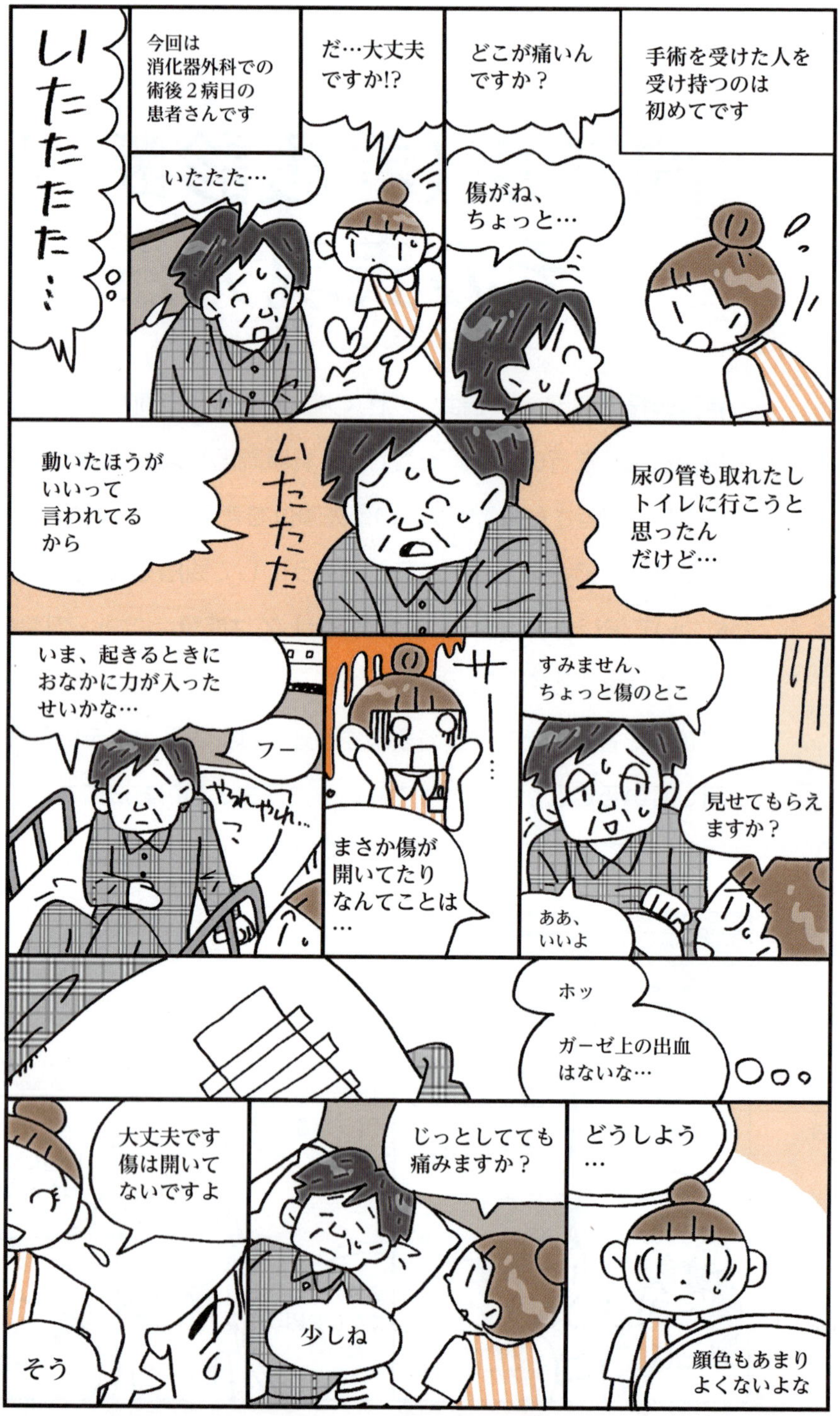
いたたたた…
今回は消化器外科での術後２病日の患者さんです
いたたた…
だ…大丈夫ですか!?
どこが痛いんですか？
傷がね、ちょっと…
手術を受けた人を受け持つのは初めてです
動いたほうがいいって言われてるから
いたたた
尿の管も取れたしトイレに行こうと思ったんだけど…
いま、起きるときにおなかに力が入ったせいかな…
フー
やれやれ…
サー…
まさか傷が開いてたりなんてことは…
すみません、ちょっと傷のとこ
見せてもらえますか？
ああ、いいよ
ホッ
ガーゼ上の出血はないな…
大丈夫です傷は開いてないですよ
そう
じっとしてても痛みますか？
少しね
どうしよう…
顔色もあまりよくないよな

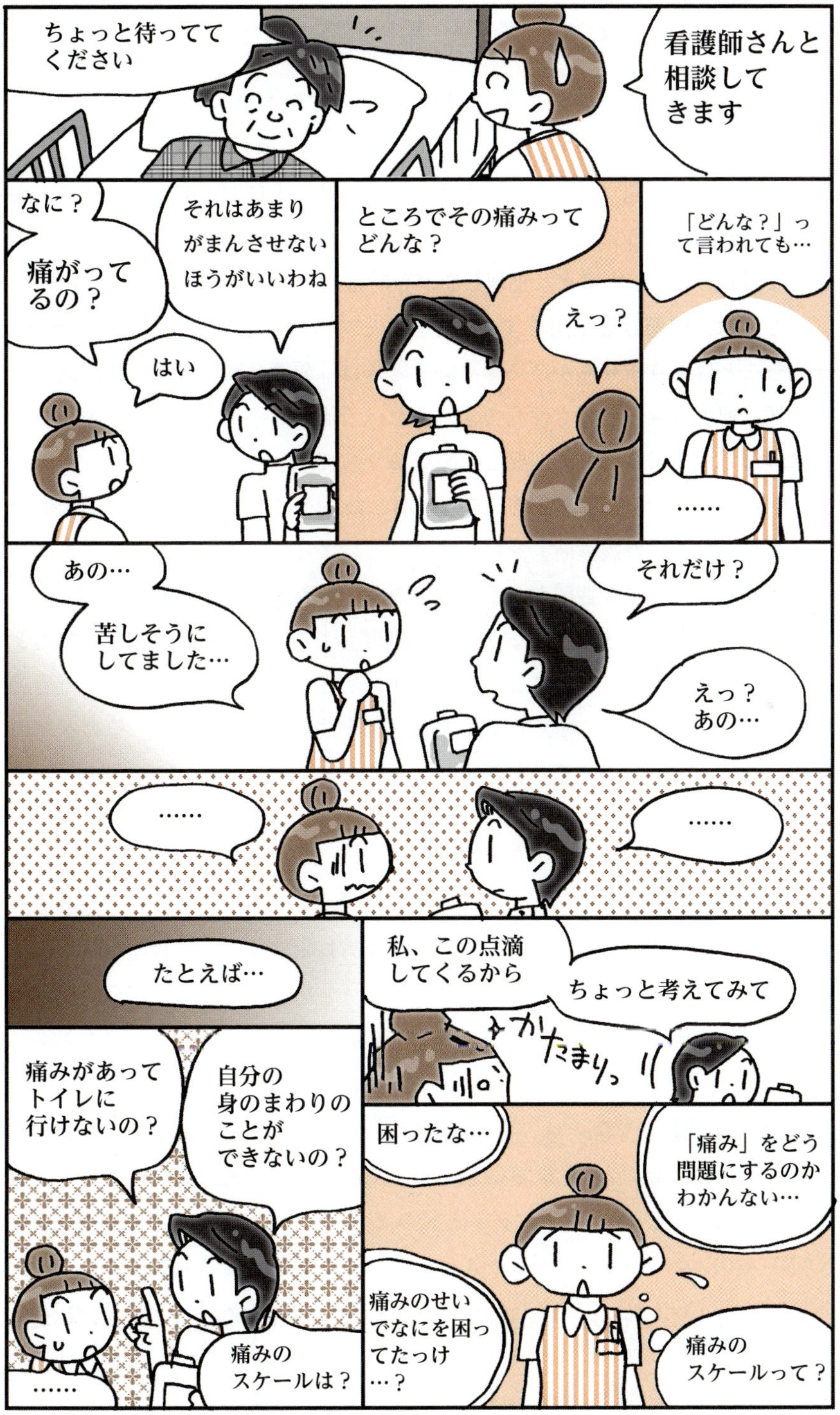
ちょっと待っててください
看護師さんと相談してきます
なに？
痛がってるの？
はい
それはあまりがまんさせないほうがいいわね
ところでその痛みってどんな？
えっ？
「どんな？」って言われても…
……
あの…
苦しそうにしてました…
それだけ？
えっ？あの…
……
……
たとえば…
痛みがあってトイレに行けないの？
自分の身のまわりのことができないの？
痛みのスケールは？
……
私、この点滴してくるから
ちょっと考えてみて
困ったな…
「痛み」をどう問題にするのかわかんない…
痛みのせいでなにを困ってたっけ…？
痛みのスケールって？

もっと看護診断を！

看護上の問題点は，アセスメントの結果として導き出されます．看護師は，患者さんのS情報（主観的データ）とO情報（客観的データ）を整理し，解釈し，確認した結果を，問題点として表します．アセスメントにおいては，患者さんが日常生活をどのように過ごしているか，たとえば痛みがあることで生活にどのような影響があるかを考え，整理しながら問題点を考えていく必要があります．

皆さんは，問題点を抽出をするときに「どのように表現したらよいのか？」と悩むことはありませんか？　そういうときは「看護診断」を使うと，誰にでも共通に理解でき，とても便利です．それは看護診断が世界各国の看護師が共通に理解できる言葉として開発されているからです．

「第３章　電子カルテの発展」でも説明したように，電子カルテに国際的な共通言語である「看護診断」を採用することによって，看護師が患者さんに行ったケアが共通言語で蓄積されることになり，それをケアの根拠（エビデンス）につなげることができます．また，統計処理もすることができ，看護の根拠とともに一つの指標にもすることができます．看護が共通言語をもつことで看護学の発展につながるのです．世界中の看護師が共通言語によって，そのケアの方法について検討していくことが可能になります．

「看護診断」と「看護の共通言語」って何？

「看護診断」という言葉を初めて聞く人もいると思いますので，ここで少し説明しておきましょう．電子カルテは，現在の日本では当たり前になり，電子カルテに看護診断が入っているのが当然と受けとめられるようになっていますが，看護診断の開発当初を振り返り，その必要性を認識しましょう．

1 NANDA-I看護診断とは

「看護診断」は，北米看護診断協会（North American Nursing Diagnosis Association；NANDA．“ナンダ”と読みます）によって開発されてきました．NANDAの前身は1973年にセントルイス大学で開催された全米看護診断分類会議（National Conference on Classification of Nursing Diagnosis）です．セントルイス大学病院のコンピュータ化が進められた際，コンピュータに入れるための標準化された看護用語がありませんでした．つまり看護師たちが共通に使える看護を表す言葉がなかったのです．そこで看護理論家などの専門家が集まり看護の共通言語としての看護診断の開発が進められたのでした．

NANDAは2002年に国際的な会員の増加を背景に現在のNANDAインターナショナル(NANDA International；NANDA-I)へと名称が変更されました．いま「看護診断」といえば，一般的にはこの「NANDA-I看護診断」を指します．

「NANDA-I看護診断」は，アメリカのみではなく全世界の看護師たちが臨床に即したエビデンスを追求し，看護診断の開発をしています．看護診断は，すべて領域(ドメイン)，類(クラス)に分類され，７つの軸により構築された概念です．領域については1973年の開発当初は９領域でスタートしましたが，世界各国の多くの看護師が「ゴードンの11の機能的健康パターン」を使用していたこともあって，学問としての将来の開発も考慮に入れゴードンの許可を得たうえで９領域から11領域に増やしました．現在では13領域で開発が進んでいます．３年に１回の改訂が行われ，現在は「NANDA-Ⅰ看護診断―定義と分類2018-2020」(原書第11版，T. Heather Herdman，Shigemi Kamitsuru編，上鶴重美訳，医学書院，2018)が用いられています．

看護診断の構成要素は，基本的には，①看護診断名，②関連因子もしくは危険因子，③診断指標の３つです(**表7-1**)．ただし「NANDA-Ⅰ看護診断―定義と分類2018-2020」では看護師による独自の介入はできないが看護診断をする際に役立つものとして「ハイリスク群」「関連する状態」があげられています．ほぼ２年に１回の間隔でNANDAインターナショナルの会議が開かれ，臨床研究データをもとに定義と分類の検証，看護診断名の開発・改訂が行われています．

なお，「看護診断名」は日本国内では英語の表記に準じて「看護診断ラベル」と表現されていました．しかし，「ラベル」という表現は日本では貼りつけるという意味にとられる傾向にあるため，現在では「看護診断名」とよばれています．

●表7-1　NANDA-Ⅰ看護診断の構成要素

看護診断名	関連因子(危険因子)	診断指標
健康問題や生活過程に対する患者の反応を簡潔・明瞭に表したもの	問題を誘発したと考えられる原因(要因)を端的に記述したもの	診断の証拠となる主観的・客観的データのこと(看護師はこのデータを利用して看護問題を明確にする)

2 NANDA，NOC，NICのリンケージとは

わが国のIT関連の政策もあり全国の病院で電子カルテ化が推進されています．世界的な看護の共通言語であるNANDA-I看護診断を導入するところも多くなってきましたが，NANDA-I看護診断は看護上の問題点を抽出するために用いるものですから，問題点のみを抽出しても，それを成果(患者目標)と介入(ケア)にどうにつなげていくかを考える必要があります．看護上の問題点を抽出するためにNANDA-I看護診断を使用しますが，その後は標準看護計画である疾患別や症状別の看護計画を使っているという病院も多くあることでしょう．しかし，この場合にはNANDA-I看護診断と連動させて看護過程のシステムをつくり上げていくことはたいへん難しいことだと思います．NANDA-I看護診断の普遍性を生かすためには，「看護成果分類」(Nursing Outcomes Classification；NOC)と「看護介入分類」(Nursing Interventions Classification；NIC)の導入が望ましいでしょう．

NICは1987年，NOCは1991年，ともにアメリカのアイオワ大学で研究が始まりました．NICは患者目標を達成するためのケアの方法を体系化したものであり，NOCは看護介入の結果としての患者の状態を表したものです．現在ではNANDA-I看護診断，NOC，NICの三者が連携した看護過程が可能になっていますが，そもそもNOCとNICは，NANDA-I看護診断との関連性を念頭において創設されたものではないため，ともに7領域で開発されており，13領域あるNANDA-I看護診断にそのまま直結させることはできません．

NANDA-I看護診断，NOC，NICを利用するには，その3つをリンクさせるツールが必要となります．それが“NANDA-I看護診断，NOC，NICのリンケージ”です．「NANDA，NOC，and NIC Linkages」(Marion Johnsonほか編，邦題「看護診断・成果・介入－NANDA，NOC，NICのリンケージ」第2版，藤村龍子監訳，医学書院，2006)という本が出されています．看護診断名とそれに対するNOCとNICが示されています．

患者さんのデータを根拠に基づいて収集し，論理的にアセスメントし，NANDA-I看護診断で選択した関連因子や診断指標が正しければ，間違いなく，NOC，NICにリンクし，患者目標から看護介入計画まで，すべてを結びつけることができます．

なかでもNOCは，患者目標としてスケールが細かくできているため，患者さんとともに考えていくうえで非常に有効なツールになっています(「第8章

患者目標(期待される結果)と看護計画」参照).

また,リンケージにおいては,介入計画が,主要介入・推奨介入・随意介入の3種類に分けられています.入院当初は主要介入から1つを選んで介入していき,患者さんの病態が徐々に回復したり,または悪化したりと変化が生じた場合には,その段階で推奨介入や随意介入から計画の追加をすることができます.そのため,たいへん頼もしいツールです.このNANDA-I看護診断,NOC,NICのリンケージは,使いこなせばとてもわかりやすいものです.世界の看護師たちの共通言語として,学問としての看護学の発展,専門性の確立にもつながるものだと思います.

3 ICNP®とは

世界の看護の現場には,それぞれの場に応じた膨大な看護用語がありますが,それを標準化し,国際的な共通用語として体系化することをめざすものが,先にもあげた「看護実践国際分類」(ICNP®)です.1989年から国際看護師協会(ICN)が取り組んできました.世界保健機関(WHO)で認められている世界中の医師が共通に考えることができる医学診断分類である「疾病および関連保健問題の国際統計分類」(ICD)と同様に,世界中の看護師が共通の用語で看護について考えることができるような分類をつくるというものです.

ICNP®は従来の用語と互換性をもって活用できるように工夫が重ねられており,2003年にはICNP®ベータ2バージョンの日本語版(国際看護師協会編,日本看護協会看護実践国際分類研究プロジェクト監訳,日本看護協会出版会,2003)が出ました.クロスマッピングツールとして用語が整理・分類されています.分類の枠組みもはっきりしていて,より実用的な分類システムとしての開発が進んでいます.

一方のICDは2018年にICD-11(ICDの第11回改訂版)が公表されています.

看護診断の構成要素

看護師には,健康を害して援助を求めてくる患者さんに,健康状態を改善できるように援助していくことが期待されています.その成果が効果的に現れるように介入していく過程において,正確で妥当な看護診断が根拠として示されることになります.

NANDA-I看護診断の構成要素(**表7-1**)は,看護診断名,診断指標,関連因

子（危険因子）であるとすでに述べましたが，一つひとつの看護診断名には，アメリカ国立医学図書館（NLM）の勧告に準じた５桁の専門用語コード（看護診断コード）がついています．そして，開発された年度と改訂された年度が示されています（**表7-2**）．

NANDA-I看護診断の看護診断名は臨床現場に即して開発・改訂されているため，看護診断リスト（看護問題リスト）を作成する場合にも，その看護診断名を使用したほうがよいと考えます．

看護診断には**表7-3**に示す４つの種類があります．問題焦点型看護診断，リスク型看護診断，ヘルスプロモーション型看護診断，シンドロームです．

これらの看護診断の関連因子（危険因子），診断指標，ハイリスク群，関連する状態には，患者さんのデータベースのなかで看護診断を必要とする問題点の原因，症状・徴候が含まれています．そこには前章でも説明したアセスメントのための観察によって得られた情報が入っていることが必要になります．

論理的にアセスメントがなされていると，自分が選択した「看護診断名」の定義にアセスメントの内容が一致し，その結びつきが証明されたことになります（**表7-4**）．以上のような看護診断の特徴は次のように整理できます．

①看護診断名は定義されており，その根拠となる診断指標（患者さんの症状や徴候）と関連因子・危険因子（その症状が出現している原因になっていること）と有意に結びついています．

②データベース（情報収集用紙）にある必要項目をもとに，根拠に基づいた適切なデータの収集を行います．そうしたデータは統合アセスメントに活かされ，診断指標と関連因子（危険因子）と結びついた論理的な根拠となります．

看護診断の表現方法－問題焦点型とリスク型

看護診断には，①問題焦点型，②リスク型，③ヘルスプロモーション型，④シンドロームの表現方法による４つの種類があると述べましたが，ここでは看護診断の実際の表現方法と作成について，①問題焦点型，②リスク型を例に少し詳しく説明していきましょう．

問題焦点型看護診断：現実に問題が存在している場合で「関連因子」「看護診断名」「診断指標」の３つを使って患者さんの問題点を表します．本書ではこれを３部形式とよびます．

リスク型看護診断：現在は問題がないが今後何らかの関係から問題が起こる

●表7-2　NANDA-I看護診断の例(排泄セルフケア不足)

分類	領域４：活動／休息，類５：セルフケア
看護診断コード	00110
看護診断名	排泄セルフケア不足 Toileting self-care deficit(採択1980，改訂1998，2008，2017)
定義	排便や排尿に関連する行為を，１人で完了できない状態

(Herdman, THほか編(上鶴重美訳)：NANDA-I看護診断－定義と分類 2018-2020．原書第11版，p.303，医学書院，2018．より許可を得て転載)

●表7-3　看護診断の種類

①問題焦点型看護診断	個人・家族・集団・地域社会(コミュニティ)の，健康状態／生命過程に対する好ましくない人間の反応についての臨床判断である
②リスク型看護診断	個人・家族・集団・地域社会(コミュニティ)の，健康状態／生命過程に対する好ましくない人間の反応の発症につながる，脆弱性についての臨床判断である
③ヘルスプロモーション型看護診断	安寧の増大や人間の健康の可能性に実現に関する意欲と願望についての臨床判断である．反応は特定の健康行動強化へのレディネスとなってあらわれ，どのような健康状態でも使うことができる．
④シンドローム	同時に起こる特定の看護診断のまとまりに関する臨床判断であり，同じような介入によって，まとめて対処することが最善策になる

(Herdman, THほか編(上鶴重美訳)：NANDA-I看護診断－定義と分類 2018-2020．原書第11版，p.148-149，医学書院，2018．より作成)

●表7-4　統合アセスメント書き方のヒント

・各領域でアセスメントした内容を統合し，問題点(看護診断)を抽出します．
・統合したアセスメントは段落をつけ，下記のように各段落の内容を意識すると，しっかり書けるようになります．
・注意：統合アセスメントに書く内容は，必ずデータベース(情報収集用紙)に書いてあるものでなければなりません．

１段落目	年齢，性別，患者の疾患名 主訴，患者さん自身が入院するに至った経過，患者さんの入院目的
２段落目	疾患に関連した病態生理，X線検査・心電図検査・血液検査のデータや体温・脈拍・呼吸数・血圧のバイタルサインを客観的に書く 看護診断の定義に準じる内容や関連因子・危険因子(原因になっていること)，診断指標(症状・徴候)が含まれていることが大切になる
３段落目	１段落目・２段落目をまとめ，看護の方向性に沿うよう看護診断名に結びつけて書く

可能性があるという場合です．このときは「危険因子」「看護診断名」の2つを使って患者さんの問題点を表します．本書ではこれを2部形式とよびます．

問題の表現方法は，具体的に次のように記述していきます．

1 問題焦点型看護診断（3部形式）

問題焦点型看護診断は，下記のように看護診断名，関連因子，診断指標の3つをすべて使います．表記の特徴として，患者さんの主観的データや客観的データから導かれた診断指標が「－」のあいだに記述されます．

表記の仕方：関連因子と看護診断名のあいだに「～に関連した」という2つを結びつける言葉を用います．そして診断指標として，患者さんに現在起こっていること（症状）や患者さんの言葉によって，いま問題になっている事柄を表現します．この3つの部分を使って表現する方法を問題焦点型看護診断（3部形式）とよんでいます．

表現のパターン：「関連因子」に関連した「看護診断名」－「診断指標」－

表現の例：「疼痛」（関連因子）に関連した「排泄セルフケア不足*」（看護診断名）－「排泄時の衣服の上げ下げができない」（診断指標）ことにより明らか－

問題焦点型看護診断は，現実に問題がある場合ですから，患者さんにはすでに症状が出現しており，患者さんが言葉によりそれが表現できない場合でも，看護師により症状が観察されていることが大切です．看護診断を学ぶうえでは，まずこのスタイルを覚えておくとよいでしょう．

2 リスク型看護診断（2部形式）

リスク型ですから，今は起きていないが，今後起こる可能性があるという看護診断になります．

＊**排泄セルフケア不足**：定義は**表7-2**参照．

表記の仕方：危険因子と看護診断名のあいだに「〜に関連した」という2つを結びつける言葉を使い，看護診断名の語尾は「○○（の）リスク状態」と表現されます．

表現のパターン：「危険因子」に関連した「看護診断名」

表現の例：「骨突出部上の圧迫」（危険因子）に関連した「皮膚統合性障害リスク状態*」（看護診断名）

リスク型看護診断の場合には，現時点では「実在する」と判断できるだけのデータが十分にそろっていないが，問題を引き起こす要因（危険因子）の存在が確認できていることを示します．この場合，その問題が顕在化しないような予防的ケアを必要とします．リスク型看護診断は２～３日間，危険因子を除去・軽減するための看護援助（看護介入）を行い，その結果の追加データにより，問題の顕在化が確認されれば問題焦点型看護診断（３部形式）に変更します．

また，診断指標に相当するデータが存在せず，危険因子が除去・軽減されたことが明らかになれば，この看護診断は削除されます．

以上，この２種類の書き表し方がわかっていれば，看護診断を使って看護問題リストを書けるようになると思います．そのほかにも書き方はありますが，この方法を覚えておけば，どのような場合にも対応できると思います．

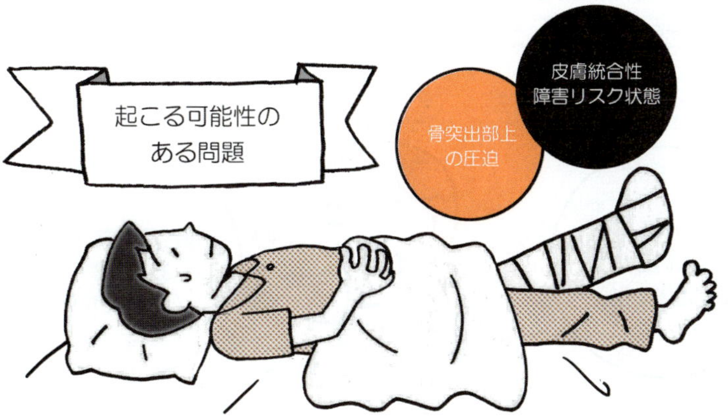

＊**皮膚統合性障害リスク状態**：定義「表皮と真皮の両方またはどちらか一方に変化が起こりやすく，健康を損なうおそれのある状態」（Herdman, THほか編（上鶴重美訳）：NANDA-I看護診断－定義と分類 2018-2020．原書第11版，p.517，医学書院，2018．より許可を得て転載）．

正しい看護診断のために

アセスメント後は看護問題リスト(看護診断リスト)を書きますが,「NANDA-I看護診断」を十分に活用することが大切です．そのときアセスメントに書かれている内容が，関連する領域のなかの看護診断の定義と合致しているかを確認します．つまりアセスメントのなかには看護診断を選定するための「関連因子(危険因子)」「診断指標」に相当する内容が含まれていなければなりません．

もしアセスメントのなかに看護診断の「定義」「関連因子(危険因子)」「診断指標」の内容が確認できなければ，その看護診断は間違っていることになります．間違っていたらアセスメントをみなおし，妥当性のある看護診断を確認する作業をします．その場合，どの看護診断が妥当性があるのか検証する必要があるため，鑑別診断(症状から原因を探る)を行います．

患者さんの問題がきちんととらえられているのに，現在開発されている看護診断のなかに自分の患者さんと合うものがどうしてもないという場合，日本看護診断学会に新しい看護診断名を提案することができます．看護診断名を研究データから提案します．研究データでその根拠を示すことが必要なのです．その妥当性が検証されると日本看護診断学会からNANDAインターナショナルに発信していくことになるでしょう．そのようにして，日々新しい看護診断が確立されるように進められています．

さて，この問題焦点型とリスク型をどのように表現するかにより，次の「患者目標」につながっていきます．

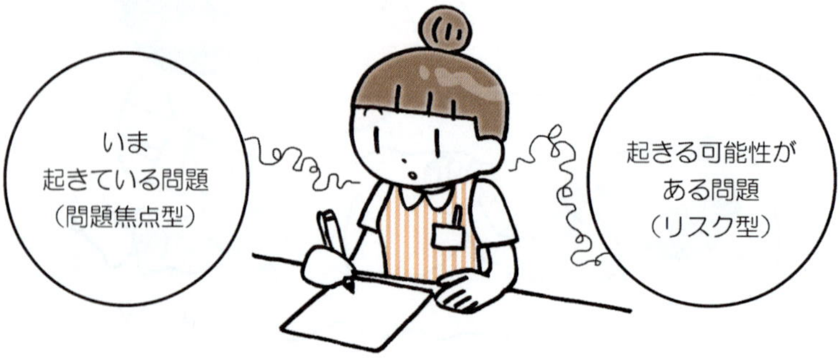
いま
起きている問題
（問題焦点型）
起きる可能性が
ある問題
（リスク型）

8

患者目標(期待される結果)と看護計画

看護学校や臨床現場によっては「患者目標(期待される結果)」のことを「具体策」とよんでいるところがあると思います．しかし，ここでは情報開示の考え方に伴い「具体策」という言葉は用いません．患者さんがどうなりたいか，患者目標がはっきりしていなければ看護計画を立てることはできないからです．ここでは，患者さんの希望に沿って早く退院できるようにするために，どのように考えていくかが大切です．

患者目標は，看護計画を立案し，具体的に援助をした結果，患者さんが目標どおりの成果があげられているかを評価するためのものです．そのため，より具体的に表現し，患者さんとともに考えていきます．

そして，この患者目標をベースに，POSの計画(プラン)と同じように，OP(観察計画)，TP(援助計画)，EP(指導・教育計画)を立てて，看護計画を作成します．

では，順を追って「患者目標」と「看護計画(介入)」の立て方をみていきましょう．

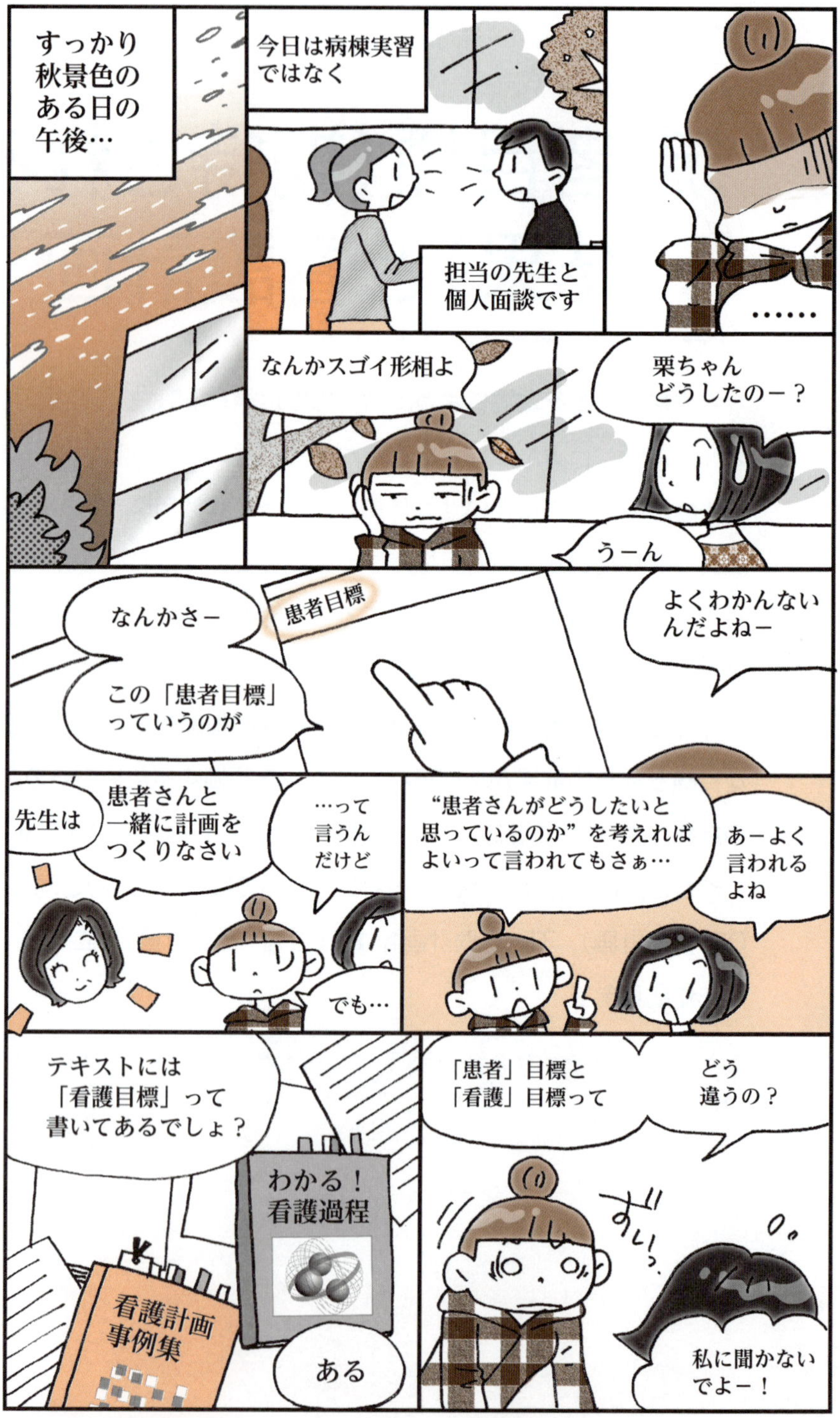
すっかり秋景色のある日の午後…
今日は病棟実習ではなく
担当の先生と個人面談です
……
なんかスゴイ形相よ
栗ちゃんどうしたのー？
うーん
なんかさー
この「患者目標」っていうのが
患者目標
よくわかんないんだよねー
先生は
患者さんと一緒に計画をつくりなさい
…って言うんだけど
でも…
“患者さんがどうしたいと思っているのか”を考えればよいって言われてもさぁ…
あーよく言われるよね
テキストには「看護目標」って書いてあるでしょ？
わかる！看護過程
看護計画事例集
ある
「患者」目標と「看護」目標って
どう違うの？
私に聞かないでよー！

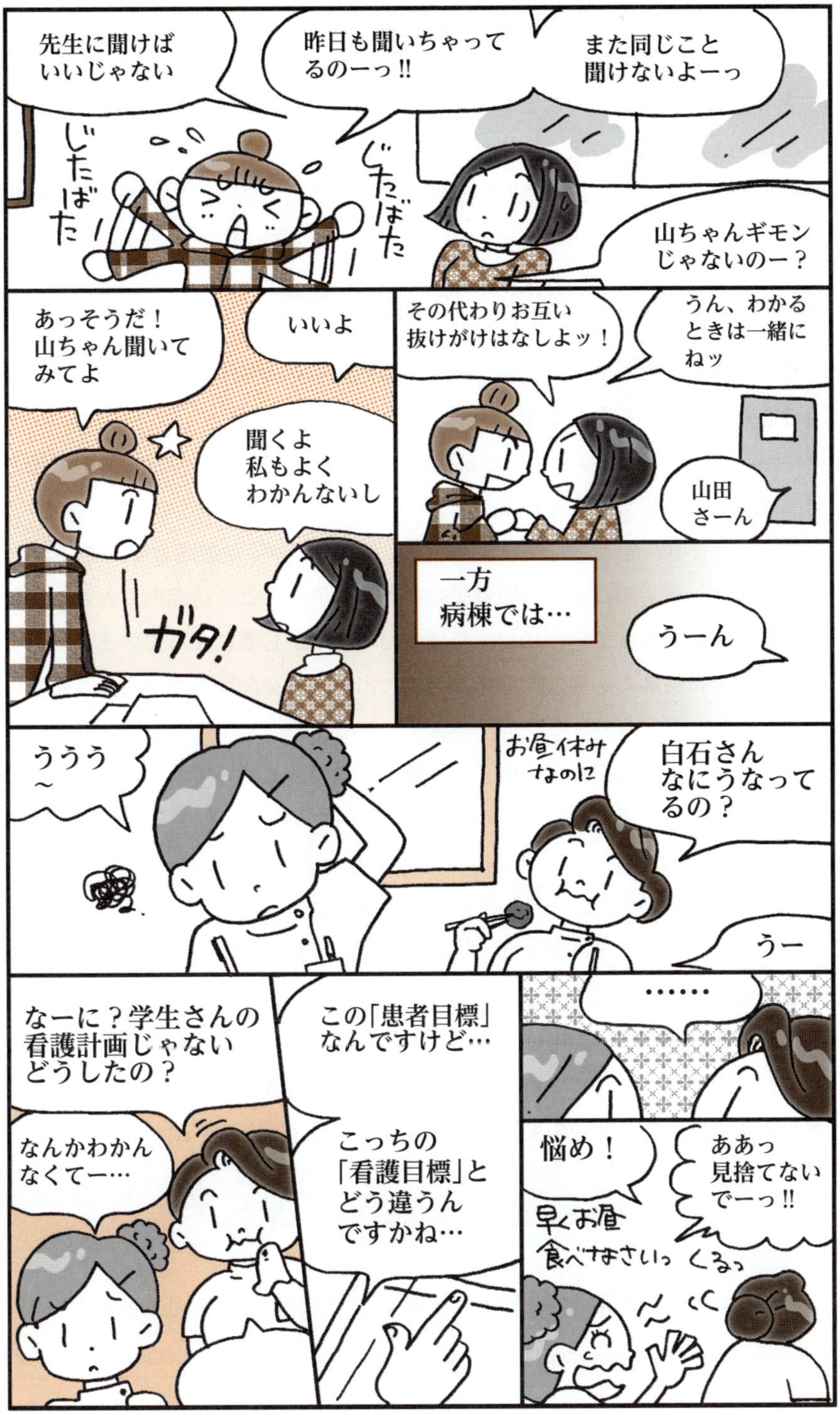
先生に聞けば
いいじゃない
昨日も聞いちゃってるのーっ!!
また同じこと
聞けないよーっ
じたばた
じたばた
山ちゃんギモン
じゃないのー？
あっそうだ！
山ちゃん聞いて
みてよ
いいよ
聞くよ
私もよく
わかんないし
ガタ!
その代わりお互い
抜けがけはなしよッ！
うん、わかる
ときは一緒に
ねッ
山田
さーん
一方
病棟では…
うーん
ううう
〜
お昼休み
なのに
白石さん
なにうなってるの？
うー
なーに？学生さんの
看護計画じゃない
どうしたの？
なんかわかん
なくてー…
この「患者目標」
なんですけど…
こっちの
「看護目標」と
どう違うん
ですかね…
……
悩め！
早くお昼
食べなさいっ
ああっ
見捨てない
でーっ!!

患者目標の考え方

患者目標を書こうとするとき，患者さんの問題をどのように考えればよいでしょうか？　問題点の書き方が理解できていないと患者目標は書くことができませんので，前章の「問題点（看護診断）とその表現方法」の内容を少し思い出してみましょう．

問題焦点型看護診断（3部形式）の復習

患者さんを観察して，いま起こっている問題を考えます．たとえば，次のような患者さんがいるとします．

「手術を受けた患者さんで，創部痛があり，ベッド上安静のため，腹部筋力低下がある．腹痛も訴えている」

こういうとき，患者さんはどういうことを考えているか推測してみましょう．食事のこと，入浴のこと，衣服着脱のこと，排泄のこと，清潔のことが，ふだんは自分一人で行えているのに，病気のため援助が必要になっています．このように現実に援助の必要な状態を問題点に出すことを問題焦点型看護診断といいましたね．

この場合の問題点を，関連因子と診断指標を使って書いてみると次のようになります．

> 移乗できないことに関連した排泄セルフケア不足
> 　－トイレで清潔行為を完了できないにより明らかか－

この「移乗できないことに」が関連因子で「トイレで清潔行為を完了できない」が診断指標，そして「排泄セルフケア不足」（定義はp.93，**表7-2**参照）は看護診断名です．この3つの要素が合わさって看護診断が導き出されるのです．

> 移乗できない（関連因子）ことに関連した排泄セルフケア不足
> （看護診断名）
> 　－トイレで清潔行為を完了できない（診断指標）により明らかか－

リスク型看護診断（2部形式）の復習

3部形式に対してリスク型の2部形式は，たとえば「骨突出部上の圧迫に関連した皮膚統合性障害リスク状態」で「骨突出部上の圧迫」が危険因子，「皮膚統合性障害」が看護診断名で，看護診断名の語尾には「リスク状態」という言葉がついて表現されています（看護診断「皮膚統合性障害リスク状態」の定義はp.95参照）．これは，いま起こっていないが，今後起こる危険性が大きい問題があり重点的に予防・観察する必要がある，という表現方法を使って説明しているものです．

骨突出部上の圧迫（危険因子）に関連した皮膚統合性障害リスク状態
（看護診断名）

患者目標と看護目標の違い

患者目標：問題焦点型とリスク型の看護診断の書き方について復習できたと思います．この看護診断を受けて患者目標と看護計画（ケアプラン）が作成されます．患者目標は「患者さんが達成を目指す内容」ですので，患者さんが主語になって表現されます．そのため，患者目標は，関連因子（危険因子）と診断指標を参考に，具体的に患者さんが達成できる内容か，患者さんと相談しながら考えていく必要があります．「看護診断・成果・介入－NANDA，NOC，NICのリンケージ」（Marion Johnsonほか編，藤村龍子監訳，第2版，医学書院，2006）を参照すると，何を原因としてとらえる必要があるか理解できます．

患者さんと相談しながら行うためには，実際に患者さんが自分から進んで病気を治そうと思わなければなりません．そのため看護師が勝手に計画するのではなく，患者さんと一緒に考えながら行うと，患者さんも自分から「本気でやらなければ」という気持ちがわき上がってくることでしょう．患者さんが自分から行おうとする意欲を看護師が励ましバックアップしながら，一緒に考えて決めるのが患者目標です．患者さんとともに目標を考え，作成することはたいへん重要です．これまでのように勝手に看護師が考えて作成した目標とは違い，患者さんにとっては，自分がどのようにすれば自分の健康回復につなげられるのかがはっきりしますから，闘病意欲の向上につながり効果的です．

看護目標：一方，看護目標と表現した場合は，主語が看護師になります．つまり，看護師が行う援助を示すものです．患者さんが主体になるものが「患者目標」ですから，根本的に意味が違いますので注意してください．

以前は看護目標という言葉が広く使われていましたが，現在では患者さんが主体であるという考え方から，一般的に患者目標という言葉が使われています．

患者目標を評価できる言葉で工夫

では，さきほどの問題焦点型看護診断の例で患者目標を考えてみましょう．

患者さんはトイレに行きたいという願望がありますが，術後まだ歩いたことがない状態です．しばらくベッド上安静が続き，創部痛もあることから「排泄セルフケア不足」になっているということです．関連因子に「移乗できない」があり，診断指標に「トイレで清潔行為を完了できない」がありますので，看護する側としては，創部痛も考えながら「できるだけトイレに行きたい」という患者さんの希望をかなえたいと思います．

しかし，まだ術後に歩いたことがありませんから，まずトイレに行くまでの行動を段階を追って進めていけるように，患者さんとともに目標を考えていきます．

その場合，最初から「トイレまで行ける」という目標にはせず，「ベッドに腰かけ，両足を床につける」という目標から始めましょう．その理由は，患者さんは初めて起き上がるのですから，両足を床につけたときに両下肢に力が入るかどうか，まだわからないからです．

このときの患者目標では「観察ができ，測定ができる到達期限」を設定するように注意してください．到達期限，観察，測定を目標のなかに入れることは，「看護の成果・結果」を出すためです．目標がはっきりしていないと，何をどのようにいつまでに行えばよいのかがあいまいになり，成果に結びつけることができません．患者目標の３要素は次のようになります．

患者目標の3要素

❶到達期限
❷観察すること
❸測定すること

これまで，患者目標はあげていても，一度も訂正することなく，いつの間にか患者さんが退院していたというケースはなかったでしょうか．もしあれば，それは立てた患者目標が患者さん個々の目標に合っていなかったことが考えられます．おそらく標準看護計画をそのまま使い，患者さんの状態に合わせることを怠っていたことに原因があります．これは，いいかえれば患者目標が記載されていても，その日の担当の看護師が患者目標を確認することなく，それでもすんでいたということです．その原因を整理してみると次のようになります．

原因の１つ目は，１人の看護師が１人の患者さんを入院から退院まで受け持つプライマリナース(primary nurse)ではなく，日替わりで看護師が看護援助を行っていたため，患者さんの回復経過に看護師自身が十分に責任をとれていなかったことが考えられます．そのため，その日，医師から指示された診療の補助行為のみを行い，看護が独自の機能を果たしていなかったことが考えられます．

原因の２つ目は，患者さんの個別性に合わせた看護計画になっていなかったことがあげられます．標準看護計画をそのまま記載していたにすぎないということです．患者目標を具体的なレベルまで降ろすことなく，その患者さんがどうなるのかではなく，「この疾患にはこのプラン」といったように標準的に行う計画が，そのまま採用されて書かれていただけだと思います．

では，どのように書けば具体的で患者さんも実際に努力できる目標になるのかを考えてみます．

患者目標の作成

患者目標は，前述した３要素である，①到達期限，②観察すること，③測定することで，どのように表現するのでしょうか．たとえば次のような表現になります．

> 11/15までにベッドに15分間腰かけることができる．

このなかの「11/15まで」ということが「いつまで」という到達期限にあたります．患者さん自身も「11/15までにやるんだ」というはっきりした目標が確認できるわけです．

「ベッドに腰かける」は「観察」です．看護師は，患者さんがベッドに腰かけるとき，どのようにしているか観察できます．これで何を観察すればよいのかが，はっきりします．

「15分間」は「測定」にあたります．患者さん自身の「15分間くらいは大丈夫だろう」という努力目標です．この場合，どのくらいの時間にするか，患者さんとともに考えて患者さん自身に決定してもらうことが大切です．看護師側から押しつけると依存的になっていく場合がありますので，気をつけましょう．

さて，15分間腰かけることができるようになったら，次の段階は患者さんの希望もありますが，たとえば「ベッドの周囲を歩いて下肢に力をつける」という目標になる人がいる一方で，すぐ「トイレまで歩行」という目標になる人もいるかもしれません．このように患者さん個人により差がありますので，十分に気をつけて目標設定を行いましょう．

以上のことを，現在，臨床の現場で使用されている看護成果分類(NOC)を用いると効果的に目標到達までもっていくことができます．

看護成果分類(NOC)の効果

看護成果分類(NOC)は，患者さんがかかえている問題点に対して，具体的にどのような目標をあげて取り組めば効果が出るのか，その患者目標と５段階で評価(測定)ができる尺度を示したものです．

この患者目標に沿って，患者さんの状態が毎日どの程度進歩しているか経過記録を書いていくと，その変化がはっきりとした輪郭をもってみえ，目標に近づいていく様子が観察できるはずです．

そのため，患者目標について患者さんと話し合うときには，この５段階の測定尺度を決めます．１の段階(いちばん悪い状態)をどのような測定尺度にするか，２の段階はどうするか，３の段階は……と順々に決めていくとよいでしょう．各段階の到達がしやすくなります．その５段階(いちばんよい状態)を共通認識に，毎日患者さんを励ましながら援助を続けていくことで，患者さんも努力しようという気持ちになります．

患者さんと患者目標が共有できたら，次はどのような方法で行うのか具体的な計画をねります．患者さんと一緒に考えて，どのような方法をとるか看護計画を立てることになるのです．

看護計画を立案する

看護計画の３要素

患者目標「11/15までにベッドに15分間腰かけることができる」についての看護計画はどのように立てるのでしょうか．まずプランを立てるときの原則を確認しておきましょう．

「POSの経過記録」(p.47)で示した３要素(OP・TP・EP，**表8-1**)を含めて看護計画を立てます．この３要素は，患者目標に対して，何を観察し，何を援助し，何を指導・教育すればよいかを示したものです．この３要素を含めることで，患者さんに援助を行った結果，何がよくて，何が悪かったのかを，評価・修正しやすくなります．また，この要素に沿って計画され，毎日，患者目標に沿った経過記録が記載されていれば，結果として看護の成果につながります(詳細は「第９章　経過記録１」参照)．

患者さんとともに立てる看護計画(患者参画型看護計画)

臨床の現場では，インフォームド・コンセント(informed consent)の理念に基づき(p.11，「２　インフォームド・コンセント」参照)，患者さんの自己決定の権利を保障しなければなりません．看護においても“患者さんとともに考える看護計画”が推進されています．その背景には国民の健康志向とともに，自己の健康維持のために知識を得る機会も増えていることがあります．

ひと昔前までは，医師が治療方針を提案すると「先生が言ったのだから，それでいい」という思いが患者さん側にあったように思います．「専門の先生が言うのだから従わなくては」という思いが強くあり，自己の考えがあったとしても言えなかったのです．しかし，現在は“自分の健康は自分で責任をもつ”という意識に変化してきています．その一つの表れとして，ここまで述べてき

●**表8-1　看護計画の３要素**

OP(observation plan)	観察計画：患者さんに対する観察計画．合併症などの早期発見のための観察を具体的に表現する
TP(treatment plan)	援助計画：患者さんに対する援助計画を具体的に表現する
EP(education plan)	指導・教育計画：患者さんおよび家族に対しての指導・教育計画を表現する

たように患者目標も看護師と一緒に考えていくようになりました．

では，先にあげた患者目標に対して看護計画を立てていきましょう．

OP（観察計画）：この患者さんは手術後の安静状態から，初めて座位になるわけですから，①顔色，②めまい，③嘔吐が起こらないか，を観察します．

TP（援助計画）：①ベッドサイドにオーバーテーブルを準備する，②背部を支えながらゆっくりベッドに腰かけさせる，③体位が安定するように安楽枕を両脇に固定する，④オーバーテーブルに寄りかかるようにする，⑤スリッパを履かせ床に両足をつかせる，という看護援助を行います．

EP（指導・教育計画）：①自分一人で座位になる方法，②創部を自分の手で保護し創部に力が加わらないようにする，といったことを指導していきます．この看護計画を**表8-2**にまとめました．

患者さんと一緒に考え，このような看護計画を立案していれば，患者さんもどのように自分で行動すればよいか理解でき，自発的に努力できるようになります．

そして，徐々に座位がしっかりして目標の日までに達成できたら，次はベッドサイドに立つ練習に進めていきます．このように具体的な援助で進めていくことは毎日の経過記録に関連してきます．この点については，次章以降の「経過記録」の解説に譲りたいと思います．

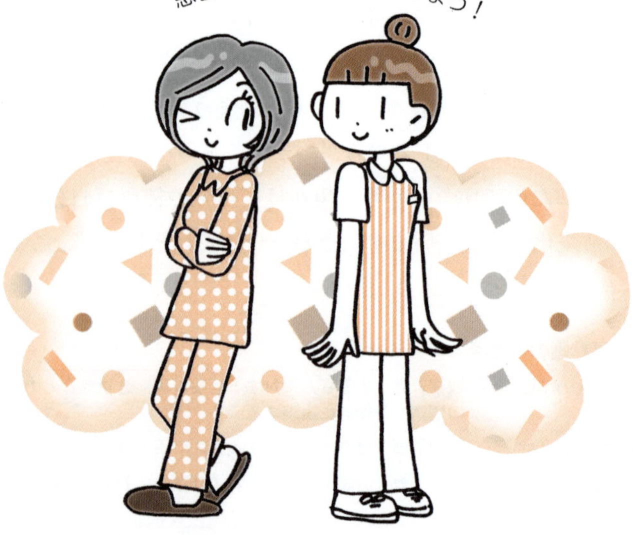

●表8-2　看護計画の例

OP(観察計画)	①顔色 ②めまい ③嘔吐
TP(援助計画)	①ベッドサイドにオーバーテーブルを準備する ②背部を支えながらゆっくりベッドに腰かけさせる ③体位が安定するように安楽枕を両脇に固定する ④オーバーテーブルに寄りかかるようにする ⑤スリッパを履かせ床に両足をつかせる
EP(指導・教育計画)	①自分1人で座位になれる方法 ②創部を自分の手で保護し創部に力が加わらないようにする

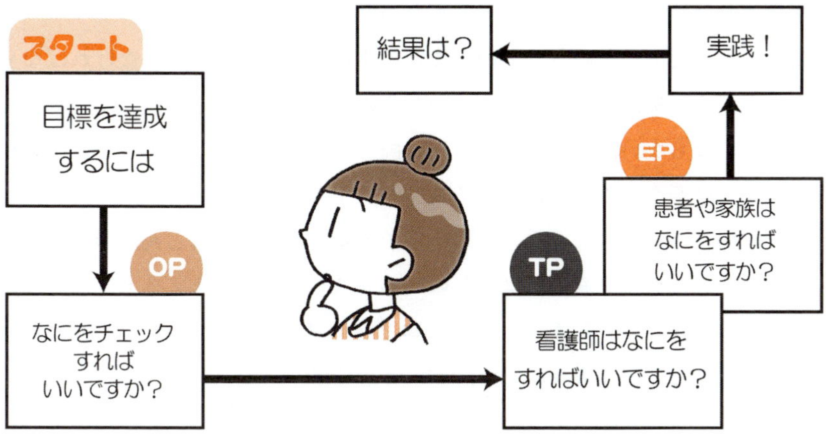

標準看護計画の使い方

必要な部分だけを効果的に

患者さんの看護計画に標準看護計画(standard care plan；スタンダードケアプラン)をそのまま使用していませんか？ 個別の患者さんの看護計画を立てるわけですから，標準化された個別性のない計画では，看護計画が立案されていても活用されにくいのではないでしょうか．看護計画は，個々の患者目標に合わせて立てなければ意味がありません．そのため，標準看護計画をそのまま手を加えず患者さんに使うことは，たいへん難しいと思います．

標準看護計画はあくまで一般的なガイドラインとして使用するものです．院内のコンピュータシステムに標準看護計画が入っていて利用可能であったとしても，受け持ちの患者さんに必要なもの(患者目標を達成させるための看護計画として必要なもの)だけを，そのなかから選んで使うようにしましょう．そのような使い方であれば，個別性が出せると思います．

仮に標準看護計画をそのまま患者さんの看護計画として使用した場合，毎日の経過記録に，その結果がどうであったかを記録する必要があります．要するに毎日のSOAPによる経過記録のなかのO(客観的データ)に，P(プラン，計画)に記載されている計画をもとに実施したすべての内容を記録しなければいけないわけです．そこに記載されたものが標準看護計画ならば，実際のケアとしてその患者さんに必要でないことも入っていますが，それをすべて実際行ったことや観察したこととして記録にとどめないといけないわけです．

患者さんのために計画されていることですから，実際に実行しなければならないわけです．実践しなければ，いつわりの計画になってしまいます．そのような計画にならないために，標準看護計画を使用する場合は，患者さんの個別性を考え，必要なところだけチョイス(選択)することが必要です．

これらのことから，標準看護計画を電子カルテシステムなど院内のコンピュータシステムに導入することは，たいへんリスクが伴うと考えます．その理由は，①標準看護計画が根拠(evidence；エビデンス)をもとに作成されていない，②システムとして取り入れにくい，という点です．

医学診断，看護診断の用語などが国際的に活用されるべく開発が進んでいる現在，高額の料金をかけて院内のシステムを導入する際に，わざわざ，それをくずすようなことをせずに，活かしたほうがよいと考えます．

9

経過記録1

「患者目標」を達成するために立案した具体的な看護計画に沿って実施した「看護援助行為とその結果」を記録するものが「経過記録」です．毎日の経過記録を患者目標に照らして，どのように記載していくかについて解説します．「第４章　看護過程とPOSの関係」でも説明しましたが，経過記録ではPOSの理解が重要になりますので，ここでもう少し具体的に復習しておきましょう．

前章までで，患者さんの情報収集から始まりアセスメントし「問題」をみつけだし「患者目標」を患者さんともに考え「看護計画」を立案しました．その看護計画をもとに患者さんに援助しますが，それらの経過を書くのが「経過記録」です．

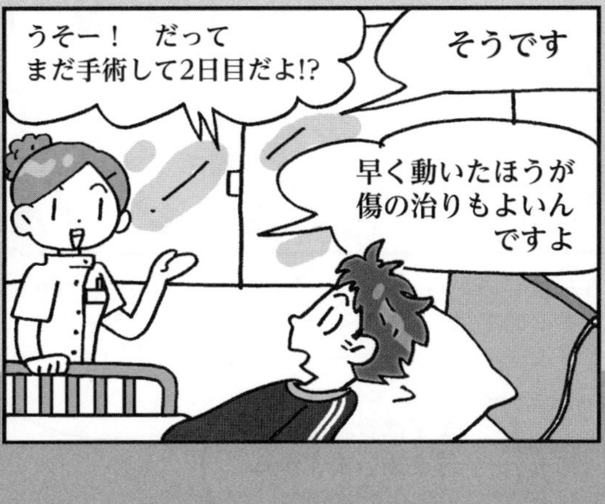

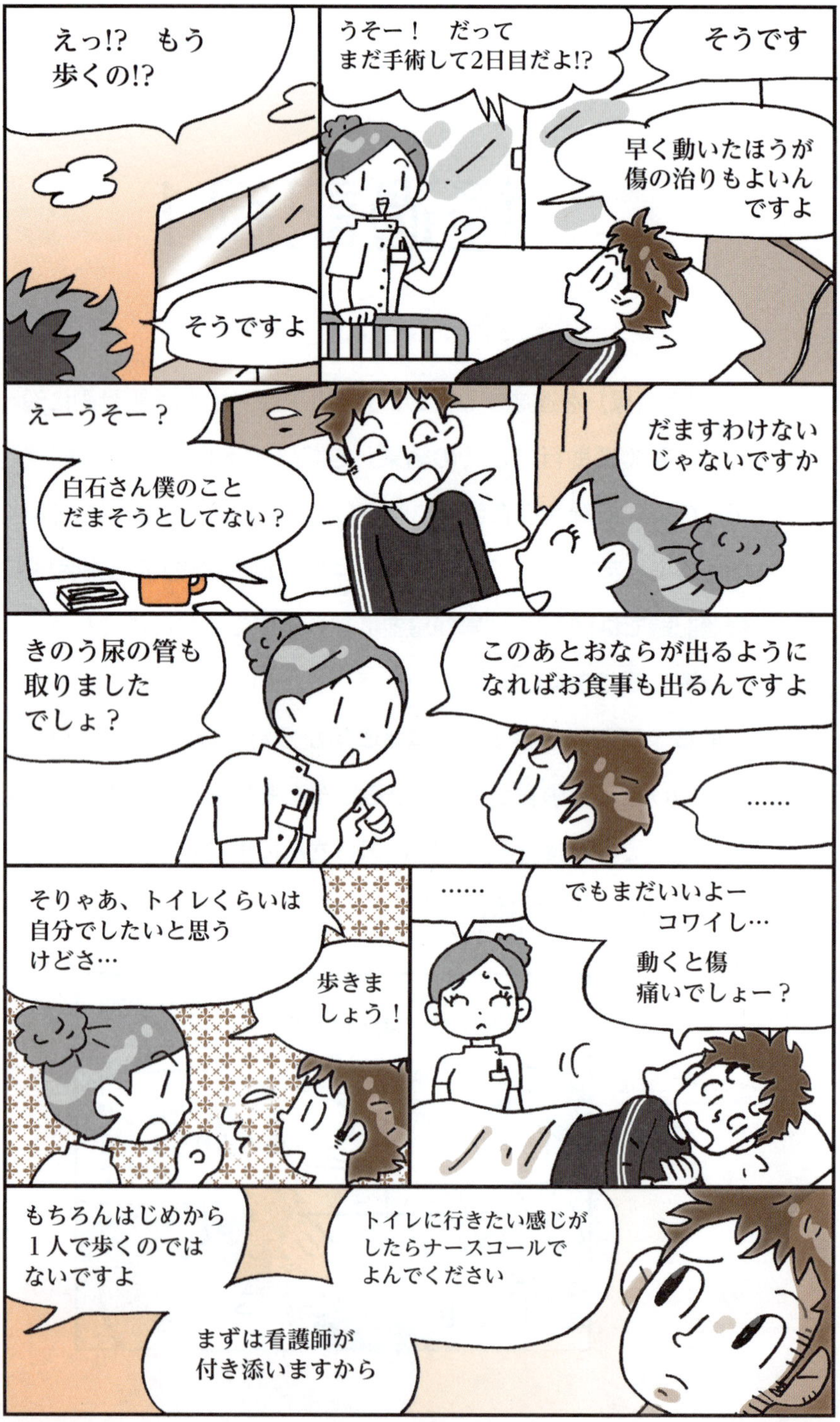

えっ!?　もう
歩くの!?
そうですよ
うそー！　だって
まだ手術して2日目だよ!?
そうです
早く動いたほうが
傷の治りもよいん
ですよ
えーうそー？
白石さん僕のこと
だまそうとしてない？
だますわけない
じゃないですか
きのう尿の管も
取りました
でしょ？
このあとおならが出るように
なればお食事も出るんですよ
……
そりゃあ、トイレくらいは
自分でしたいと思う
けどさ…
歩きま
しょう！
……
でもまだいいよー
コワイし…
動くと傷
痛いでしょー？
もちろんはじめから
１人で歩くのでは
ないですよ
トイレに行きたい感じが
したらナースコールで
よんでください
まずは看護師が
付き添いますから

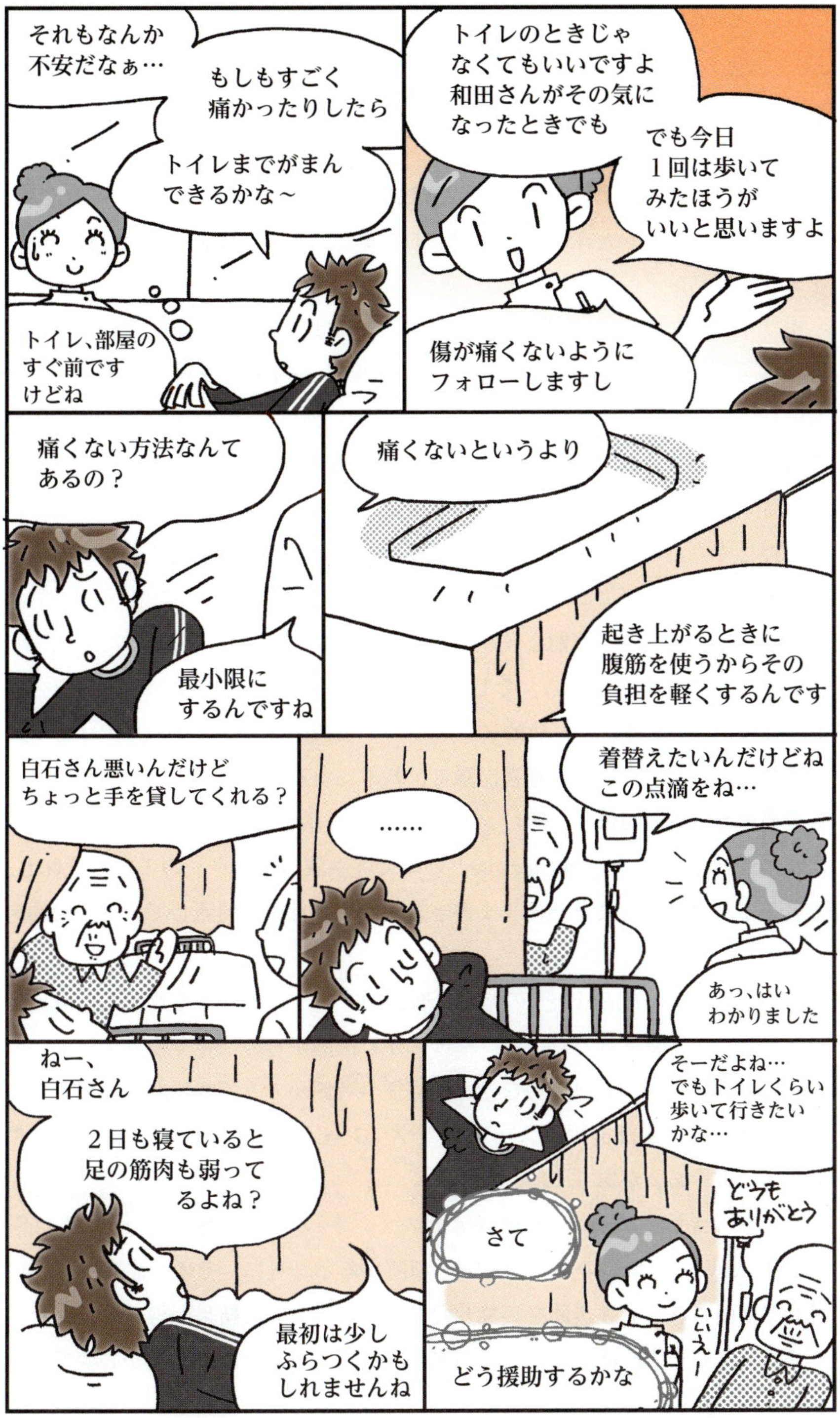

それもなんか
不安だなぁ…
もしもすごく
痛かったりしたら
トイレまでがまん
できるかな～
トイレ、部屋の
すぐ前です
けどね
トイレのときじゃ
なくてもいいですよ
和田さんがその気に
なったときでも
でも今日
１回は歩いて
みたほうが
いいと思いますよ
傷が痛くないように
フォローしますし
痛くない方法なんて
あるの？
最小限に
するんですね
痛くないというより
起き上がるときに
腹筋を使うからその
負担を軽くするんです
白石さん悪いんだけど
ちょっと手を貸してくれる？
……
着替えたいんだけどね
この点滴をね…
あっ、はい
わかりました
ねー、
白石さん
２日も寝ていると
足の筋肉も弱って
るよね？
最初は少し
ふらつくかも
しれませんね
そーだよね…
でもトイレくらい
歩いて行きたい
かな…
さて
どう援助するかな
どうも
ありがとう
いいえ－

9
経過記録1

経過記録とは

経過記録の基本

まず記録用紙の説明をしましょう．**表9-1**をみてください．この「経過記録」の用紙には「月日」と「時刻」の欄があります．ここには記載した日付と時刻を書きます．

次に「#」という記号が入っています．これは，よく“シャープ”と間違えられる記号ですが，これは「ナンバー」(番号)という意味をもちます．コンピュータに入力するときには「決定」という意味で使います．皆さんが持っている携帯電話やスマートフォンの電話の画面には，必ず「#」のボタンがあります．留守番電話サービスなどで何かを確認したときに「番号を入力して最後に#を押してください」などと案内アナウンスが入るのを聞いたことがあると思います．

ここでは患者さんの問題を「＃１」として作成することにします．

次に「#」の横に「SOA」そして「P」という欄があります．これらを合わせて「SOAP」と書き，一般的に「ソープ」と読みます．このSOAPはすでに説明したようにPOSによる経過記録では基本になる記録の枠組みです(「第４章 看護過程とPOSの関係」参照)．少し復習しつつ話を続けましょう．

この最初の「S」は「subjective」の略で「主観的データ」のことを意味し，患者さんが話した言葉をそのまま書きます．患者目標に関連している主観的データです．

次の「O」は「objective」の略で「客観的データ」のことを意味し，看護師が観察したことや実施したこと，そのほかに医師からの情報や検査データ，家族からの(裏づけのある)情報など，医療従事者側からみて客観的に観察したことを書きます．看護計画に入っていたプラン(OP，TP，EP)を実施した結果もすべて書く必要があります．

さらに「A」は「assessment」(アセスメント)の意味です．「A」では，「S」や「O」といった情報の意味を解釈・判断するとともに，その「患者目標」に対して計画された看護援助を実施した結果，どのような結果が得られたかをアセスメントします．そして，その結果によって，看護計画の変更が必要であるかどうかを記載します．

最後の「P」は「plan」(プラン)ですから，つまり「計画」です．患者目標に沿って看護計画を実践した結果，その看護計画の修正・追加・中止などが必要になった場合に記載します．

経過記録は「患者目標」に対して立案された看護計画を実施した様子を毎日記載していくものです．前章での「患者目標」を思い出してみてください．看護計画に沿ってケアを行った結果，患者さんの様子がどうであったかにより，毎日，記録は変化していきます．つまり患者目標に沿って作成した看護計画が，その患者さんが実施できる内容であったか，それともまだ患者さんにとっては無理なものであったか，毎日ケアを実施し患者目標に近づいているのか，患者目標に到達していないのか，などといった変化の状態を日々記録していきます．

表9-2の看護診断リスト(看護問題リスト)の＃１の記述をみながら考えてみましょう．このような看護診断に対して，患者目標と看護計画は，どのように立案されたらよいのでしょうか．

看護診断に対する患者目標の設定と看護計画の立案

手術後に創部の痛みがあるとともに「しばらく安静にしていたため足に力が入らない」「ベッドの横に立つことができない」と訴える患者さんの患者目標を立てるときのアセスメントを考えてみましょう．

患者さんは傷の痛みでお腹に力が入りません．そして，手術後，まだ一度も立ったことがなく，自信がなさそうな様子です．また，歩くともっと痛くなるのではないかと考えたり，手術後一度も立ったことがないため，歩くのが怖い

●表9-1　経過記録

月日/時刻	#	S O A	P	サイン

●表9-2　看護診断リスト(看護問題リスト)

月日	#	看護診断	解決日
	1	筋力不足に関連した移乗能力障害* ―ベッドから立位へ姿勢が変えられないことにより明らか―	

＊**移乗能力障害**：定義「隣接する面から面への，自力移動に限界のある状態」(Herdman, THほか編(上鶴重美訳)：NANDA-I看護診断－定義と分類 2018-2020．原書第11版，p.270，医学書院，2018．より許可を得て転載)．

のではないかと思われました．それでも患者さんはトイレだけでも歩いて行きたいだろうと，看護師は考えました．

このような場合は，患者さんに自信をつけてもらうためにも，その状態に合わせた段階を追った計画をしたほうがよいと思います．

この患者さんは立位に自信がないため，まずベッドサイドに立てるようになることを目標にするとよいでしょう．その結果，患者目標と看護計画は**表9-3**のようになりました．

看護師はこのように患者目標と看護計画を立案しました．この看護計画を実施することによって患者さんの状態が患者目標に対してどの程度近づいたかを評価し，その結果を経過記録に書くわけです．経過記録を書くためには，常に患者目標を念頭においていなければなりません．

では，いよいよ患者目標をめざして行ったことを経過記録に書いてみましょう．看護診断の＃１（**表9-2**）に対する実際の経過記録を**表9-4**に示しました．＃１に対する計画を実施した結果について，OP，TP，EPも併せて経過記録に書きます．

まず日付欄に「12/15」と書き（電子カルテの場合は自動的に記入されます），現在記録を行おうとしている時刻を書きます．ここでは「15：00」です．

Sは主観的データですから，「あまり痛くない」「足もとが何となく頼りない」といったケアを実施したときに患者さん本人が発した言葉を書きます．

次のOは客観的データです．ここでは，患者目標に対する計画を実施した結果，患者さんの反応がどうであったかについて観察したことを，看護師の推測などの「判断」を加えずそのまま書きます．書き方としてはTP（援助計画）に「腰部を支えながら一歩一歩ゆっくり歩くように介助する」とありますから，それを介助した結果を書く場合は「ベッドからゆっくり降りる」「腹部に左手を当てている」「椅子の背を持ち背筋を伸ばしている」となります．さらに，患者さんはどうしたかについて「腰部を支えながらベッドサイドを４～５歩ゆっく

●表9-3　患者目標と看護計画

患者目標	12/16までに，１日２回はベッドサイドを５～６歩歩き，ふらつきと痛みの程度を自覚する
OP（観察計画）	歩行時の痛みの様子（ふらつき，めまい）
TP（援助計画）	腰部を支えながら一歩一歩ゆっくり歩くように介助する
EP（指導・教育計画）	お腹に力が入らないように片手で腹部を押さえ，片手で手すりを持って，ゆっくりと座るように指導する

●表9-4　経過記録

月日	#	S O A	P	サイン
12/15 15:00	1	S：「あまり痛くない」「足もとが何となく頼りない」 O：ベッドからゆっくり降りる．腹部に左手を当てている．椅子の背を持ち，背筋を伸ばしている．腰部を支えながらベッドサイドを4～5歩ゆっくり歩く．両足底は床についているが，ふらふらと歩く．めまいなし． A：ゆっくりだが，自分で立てる．初めてなので介助をして歩いたが，4～5歩しか歩けない．足もとに力が入っていないため，ふらふらしている．安全を期して中止する．本人も「足もとが頼りない」と言っているため，下肢の筋力をつけるようにベッド上での筋力アップの方法の計画を追加する．	TP②を追加	古橋

り歩く．両足底は床についているが，ふらふらと歩く」と実際の結果を書きます．

EP（指導・教育計画）では「お腹に力が入らないように片手で腹部を押さえ，片手で手すりを持って，ゆっくり座る」とありますが，ここでは「腹部に左手を当てている．椅子の背を持ち，背筋を伸ばしている」と，そのときの患者さんの様子をそのまま書きます．

Aはアセスメントです．看護を提供することで患者目標に対し，どのような成果が出たかをアセスメントします．アセスメントの結果，「足もとに力が入っていない」ということから，下肢の筋力をつけるようにTP（援助計画）を追加する必要があるということがわかり，下肢の屈伸運動を追加するようにしました．そのため，経過記録（**表9-4**）のP（プラン）の欄に「TP②を追加」という

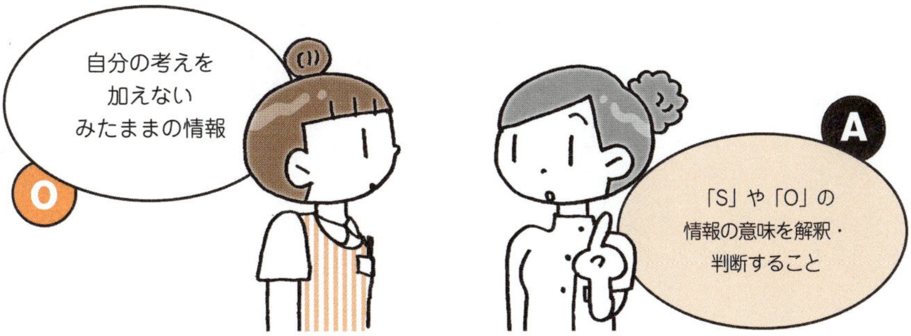
自分の考えを
加えない
みたままの情報
O
A
「S」や「O」の
情報の意味を解釈・
判断すること

ように表現してあります．アセスメントは患者目標に照らして行います．ここでは，目標が「1日2回はベッドサイドを5～6歩歩き，ふらつきと痛みの程度を自覚する」でしたから，これがどうだったのかというアセスメントになります．これらの結果として修正された計画を**表9-5**に加えました．赤字が追加されたTPです．

さて，経過記録を書くなかでアセスメントに苦しむ，という話をよく聞きます．その理由の一つとして，Oつまり「客観的データ」を書くときに「アセスメント」を混在して書いてしまう，という傾向のあることが指摘できます．客観的データは，観察した内容，たとえば血圧などの数値的に表されること，あるいは直接的に観察した患者の様子・態度をそのまま書き表します．

しかし，私たちはとかくみたこと自体をきちんと整理せずに，頭の中で勝手に解釈し，判断して書いてしまいがちです．そのため，いざアセスメントを書こうと思うとき，もうすでにOの欄に「結果」や「アセスメント」を混ぜて書いてしまっていることがあります．そのような状態が頭の中で起きているということを理解せず「アセスメントが書けない！」という事態が起こるわけです．

Oの客観的データにアセスメントを入れ込んでしまわないために，フィジカルアセスメントをしっかり行い，「Oデータ」をきちんと書く習慣をつけるとよいと思います．

●表9-5　看護計画の追加プラン

月日	#	期待される結果	P	評価日	サイン
12/15	1	12/16までに，1日2回はベッドサイドを5～6歩歩き，ふらつきと痛みの程度を自覚する	OP：歩行時の痛みの様子(ふらつき，めまい) TP：①腰部を支えながら一歩一歩ゆっくり歩くように介助する ②下肢の屈伸運動を片方ずつ，午前，午後に10回ずつ行う EP：お腹に力が入らないように片手で腹部を押さえ，片手で手すりを持って，ゆっくりと座るように指導する		

10

経過記録2

この章では，経過記録のなかでもフローシート(flow sheet，経過観察一覧表)に限定して説明します．

この記録様式は，問題点に基づき立案した看護計画以外に，ほとんどの患者さんに対して行っている日常的な看護ケアや観察しているすべての項目について，時間的な経過に沿って記載できるような表形式になっている用紙のことです．

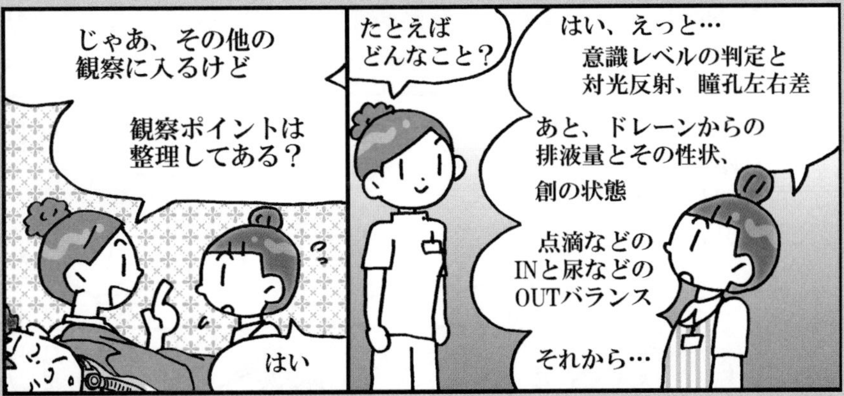
じゃあ、その他の
観察に入るけど
観察ポイントは
整理してある？
はい
たとえば
どんなこと？
はい、えっと…
意識レベルの判定と
対光反射、瞳孔左右差
あと、ドレーンからの
排液量とその性状、
創の状態
点滴などの
INと尿などの
OUTバランス
それから…

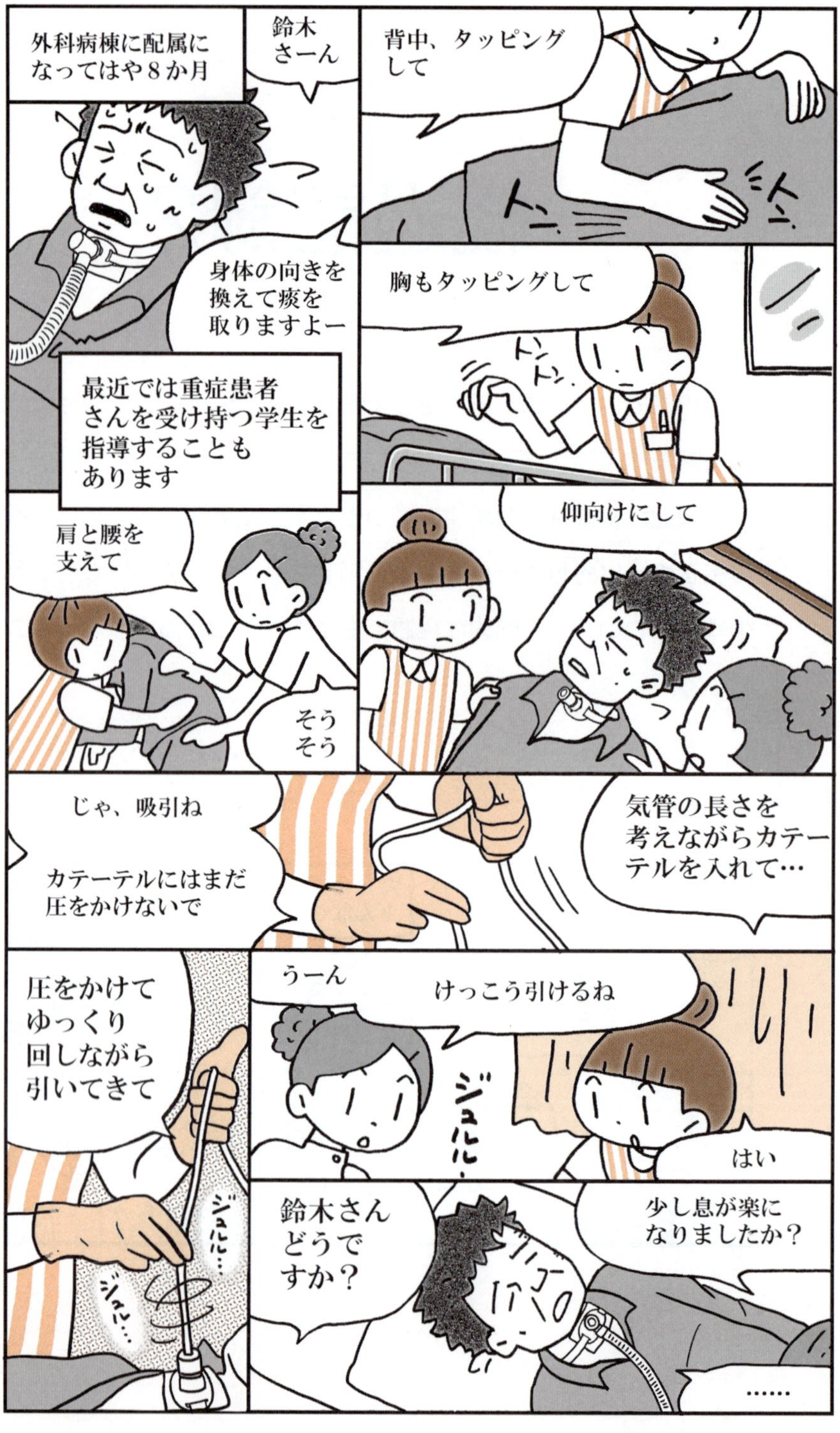
外科病棟に配属になってはや８か月
鈴木さーん
背中、タッピングして
身体の向きを換えて痰を取りますよー
胸もタッピングして
最近では重症患者さんを受け持つ学生を指導することもあります
肩と腰を支えて
そうそう
仰向けにして
じゃ、吸引ね
カテーテルにはまだ圧をかけないで
気管の長さを考えながらカテーテルを入れて…
圧をかけてゆっくり回しながら引いてきて
ジュルル…
ジュル…
うーん
けっこう引けるね
ジュルル
はい
鈴木さんどうですか？
少し息が楽になりましたか？
……

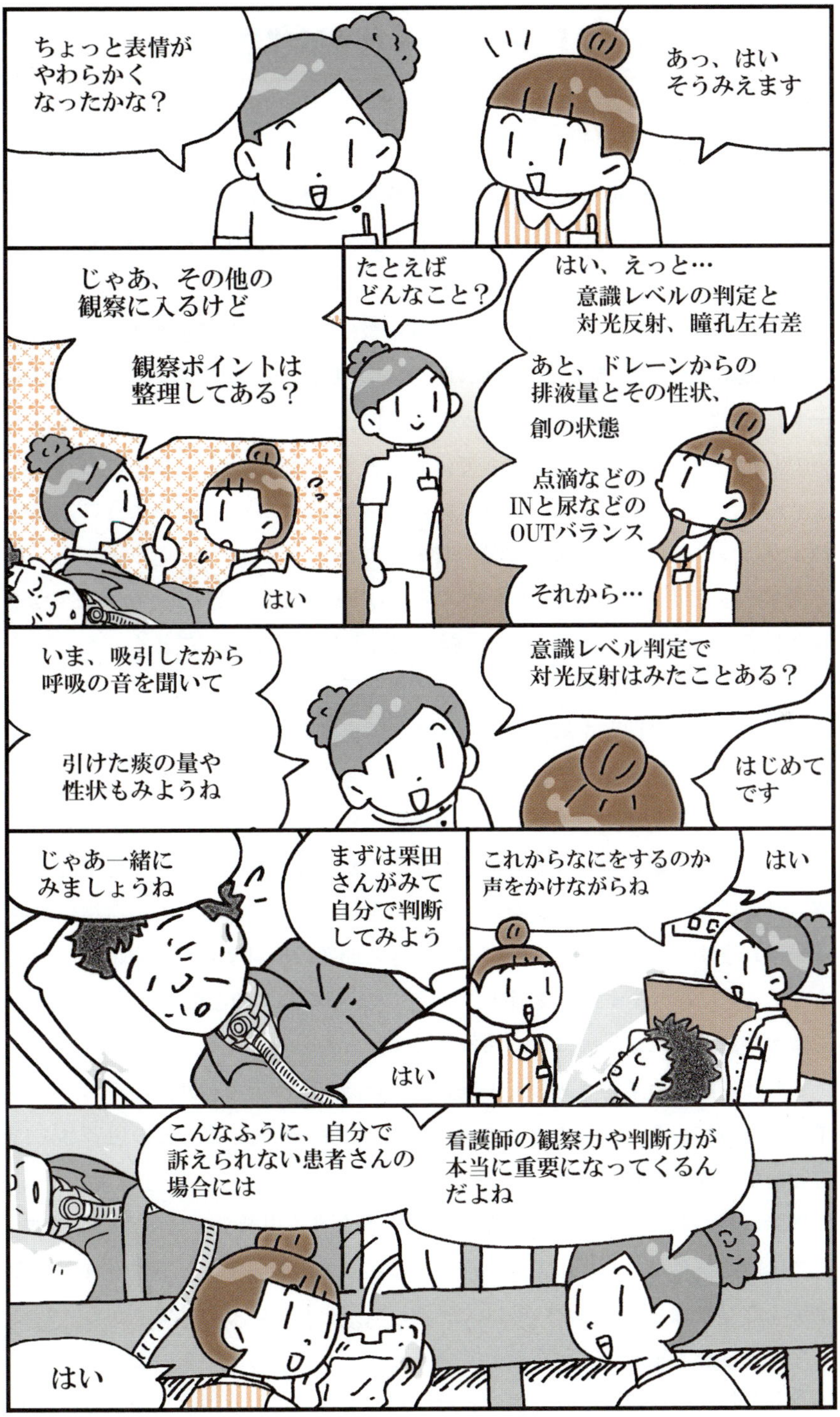
ちょっと表情が
やわらかく
なったかな？
あっ、はい
そうみえます
じゃあ、その他の
観察に入るけど
観察ポイントは
整理してある？
はい
たとえば
どんなこと？
はい、えっと…
意識レベルの判定と
対光反射、瞳孔左右差
あと、ドレーンからの
排液量とその性状、
創の状態
点滴などの
INと尿などの
OUTバランス
それから…
いま、吸引したから
呼吸の音を聞いて
引けた痰の量や
性状もみようね
意識レベル判定で
対光反射はみたことある？
はじめて
です
じゃあ一緒に
みましょうね
まずは栗田
さんがみて
自分で判断
してみよう
はい
これからなにをするのか
声をかけながらね
はい
こんなふうに、自分で
訴えられない患者さんの
場合には
看護師の観察力や判断力が
本当に重要になってくるん
だよね
はい

10
経過記録2

フローシートの役割

フローシートが必要な理由

フローシート(flow sheet)は「経過一覧表」「経過観察一覧表」ともよばれるものです．どの患者さんにも共通に行われている看護ケアや観察項目を記録していく用紙です．

前章の「経過記録１」では，経過記録用紙にPOSに準じて患者さんの問題ごとの看護計画に基づき実施した内容を書きました．その内容は，S(主観的データ)，O(客観的データ)，A(アセスメント)，P(プラン，計画)に分ける書き方でした．本章の「経過記録２」では，患者さんの問題としてはあげられていませんが，スタンダードに行われている看護ケアについて，どのように記録へ残すかについて，焦点を絞って説明します．

同じ「経過記録」ということから，前章の「経過記録」との違いがあるのか，疑問に思われるかもしれません．「経過記録」は読んで字のごとく，その患者さんの日々の経過がみえる記録のことです．前章の「経過記録」は，私たち看護師が患者さんの問題を解決するために，看護師が解決できる問題に対して看護計画を立案し，看護ケアを実施していくときに書く記録でした．

しかし，たとえば交通外傷で瀕死の重傷を負った患者さんの場合を考えてみましょう．救急搬送された後も医学的な原因が追及されていて，まだ明確な治療方針が確立していないとしたら，そのときは，まず患者さんの生命維持が最優先されます．つまり，看護師が解決できる問題の検討よりも生命維持に重点をおくことになります．看護師は全身状態の観察や基本的な援助を実施しつつ，異常が確認されれば医師にすぐ報告します．

これは看護師の業務である，①療養上の世話，②診療の補助，のうち，②の業務を行っているということになります．「診療の補助」は，どの患者さんにも行わなければなりません．

実際に行われている「診療の補助」の内容を書く用紙がフローシートです．ここには観察したことと，実際に行ったことすべてが記号化して書かれています．ここで注意しておきたいのは，実際に観察をしているわけですから，観察した内容を必ず記入しておくことです．もし，それをしていないと「観察を怠った」と判断されてしまいます．また，観察を行った看護師は，観察者が誰であるかのサイン（署名）も忘れずに書くことが必要です．電子カルテでは，看護師が記録する際にパスワードを入力すると瞬時に名前が記載され，自分で名前を入力する必要がないようになっています．

POS（問題志向型システム）とフローシート

本書ではPOS（problem oriented system，問題志向型システム）に基づく看護記録の説明をしてきましたが，このPOSによって記述する看護記録をPONR（problem oriented nursing record，問題志向型看護記録）とよびます．

PONRで記録するということは，患者さんの問題ごとの記録をすることです．そのため，問題には出していないが，実際に援助し観察していることはフローシートに書いておくと述べました．そうしないと「観察していない」「実施していない」ということになるためです．

それでは「フローシートではなく，毎日の経過記録（PONR）にケアしたことも含めすべて書いたらいいのでは？」という考えが浮かぶ人もいるかも知れません．しかし，観察したことや医師の指示など，すべてそこに書いてしまうと，患者さんの本来の問題が何であるのか，患者目標の結果・評価などがみえにくくなってしまいます．そのためフローシートが必要になります．

フローシートは観察内容ごとに何枚になってもよいです．たとえば褥瘡のフローシート，術直後のフローシート，与薬のフローシート，心電図検査のフローシートなど，患者さんの状態により，さまざまに作成してください．

フローシートは，その患者さんの変化や観察した結果を，昼夜を問わず簡便に記載でき，だれがみても客観的に一瞬のうちに理解できるようにしなければなりません．そのため１枚の用紙に効率的に記入するかたちになっています．小さい欄に書くことになるため，少ない行数で書いたり，簡略化された記号で継続的に観察が記録できる工夫の必要があります．

効率よく患者さんの観察ができますから，看護師にとってフローシートの活用はとても大切です．それぞれの患者さんの状態に合わせてフローシートの観察項目をつくれるため，項目の列挙の仕方を考えることで，書きやすさ，チェックしやすさとともに，看護師の観察力もアップします．

フローシートの工夫

表10-1のフローシートは，一般的に温度表（温度板）とよばれているものです．

呼吸(R)，脈伯(P)，血圧(BP)，体温(T)といったバイタルサインを書き込む欄の下には，食事の量や排泄といったIN・OUTに関するものや体重の項目などがあります．空欄もあり，その患者さんにとって必要な観察項目を追加できるようになっています．

本章のマンガで表された重症患者さんでは，継続的に観察していく必要があるのは，痰の性状・量，意識レベル，対光反射，瞳孔左右差，ドレーンからの排液の量・性状，創の状態，IN・OUTのバランスです．これらの状態の変化を継続的にみていくときに重要なツールとなるのがフローシートです．

フローシートは患者さんの細かい変化を把握できるように，入院直後から使用するのが効果的であり効率的です．しかし，フローシートのスペースはたいへん少ないため，すべてを文章にして記載しておくことはできません．そこで，記号の活用をお勧めします．記号は紙カルテ，電子カルテでも同じように使用することができます．

たとえば，**表10-2**は呼吸困難のある患者さんの観察項目を示しています．このなかでは呼吸困難の程度を，ボルグスケール(**図10-1**)，ヒュー・ジョーンズの呼吸困難の程度の分類(**表10-3**)，NYHA(New York Heart Association, ニューヨーク心臓協会)の呼吸困難の程度の分類(**表10-4**)を使って表すようになっています．さらに，**表10-2**にみられるように，呼吸の状態の評価について，ありを「＋」，なしを「－」といった記号で記載していく方法をとると時間の節約になり効果的です．

なお，記号化については拙著「すぐに役立つ実践スタンダードケアプラン－電子カルテ対応！症状別看護パス」(学研メディカル秀潤社，2013)に掲載されていますので，ぜひ参考にしてください．

フローシートの活用

看護学生の皆さんは，受け持ち患者さんのフローシートを作成していますか？

臨地実習のときに必ず作成すると，実習終了時に患者さんの全体の経過が客観的にみえるようになります．

臨床現場では，クリティカルパスと連動したり，電子カルテ上に搭載されているフローシートを使用しているため，表記方法の基準化が進んでいます．患者さんに合わせて使いやすく工夫すると，たいへん効果的です．ここでは，だ

●表10-1　フローシート(温度表)

No.

病室・重加									
日付			/	/	/	/	/	/	/
入院術後日数									
R	P	T							
	BP								
70	190	41							
60	170	40							
50	150	39							
40	130	38							
30	110	37							
20	90	36							
10	70	35							
0	50	34							
食事 (　　)									
尿量									
便回数									
清潔									
検査 処置									
身長・体重									
サイン									

●表10-2 呼吸困難の観察項目(記載例, 評価基準)

	項目	記載例	評価基準
呼吸状態・呼吸困難の程度	深さの異常	B	－:なし A:頻呼吸 B:徐呼吸
	異常呼吸	－	－:なし A:チェーン・ストークス呼吸 B:クスマウル呼吸 C:ビオー呼吸 D:起座呼吸 E:鼻翼呼吸 F:下顎呼吸 G:口すぼめ呼吸
	胸郭拡張の左右差	+R	－:なし +:あり(R:右減弱 L:左減弱)
	呼吸音の左右差	+R	－:なし +:あり(R:右減弱 L:左減弱)
	副雑音	+	－:なし +:あり
	水泡音	－	－:なし +:あり
	捻髪音	+	－:なし +:あり
	笛音	－	－:なし +:あり
	いびき音	－	－:なし +:あり
	胸膜摩擦音	－	－:なし +:あり
	ヒュー・ジョーンズの分類	Ⅱ	表10-3参照
	NYHAの分類	Ⅱ	表10-4参照
	ボルグスケール	5	図10-1参照 0:全く感じない～10:最大限に強い
随伴症状	SpO_2(%)	96	実際に測定し記載
	喘鳴	－	－:なし +:あり
	チアノーゼ	－	－:なし +軽度 ++:強い
	胸部圧迫感・胸内苦悶	－	－:なし +軽度 ++:強い
	頸静脈怒張	－	－:なし +:あり
	疲労感	+	－:なし +軽度 ++:強い
	不安	+	－:なし +軽度 ++:強い
	意識障害(JCS)	－	－:なし +:あり(3-3-9度方式で記載)
ケア	気道分泌物の除去	+	－:未実施 +:実施
	酸素療法	－	－:未実施 +:実施

●表10-3 ヒュー・ジョーンズの呼吸困難の程度の分類

Ⅰ度	同年齢の健常者とほとんど同様に仕事ができ, 歩行, 階段の昇降も健常者とほとんど同様にできる(正常)
Ⅱ度	平地では同年齢の健常者と同様に歩行できるが, 坂や階段では息切れを感じる(軽度)
Ⅲ度	平地でも健常者並みには歩けないが, 自分のペースでなら1.6km以上歩ける(中等度)
Ⅳ度	休み休みでなければ50m以上歩けない(高度)
Ⅴ度	話をしたり, 着物を脱いだり, 身のまわりのことをするのも息切れがする. このため外出できない(きわめて高度)

●表10-4 NYHAの呼吸困難の程度の分類

Ⅰ度	日常の活動に何ら制限を受けないもの
Ⅱ度	日常生活に多少の制限を受け, 過度の運動に際して呼吸困難, 動悸などが出現するもの
Ⅲ度	日常生活にかなりの制限を受け, 軽度の体動でも症状が出現するもの
Ⅳ度	安静時にも症状を有し, わずかの体動でも症状が増強するため病床を離れることができないもの

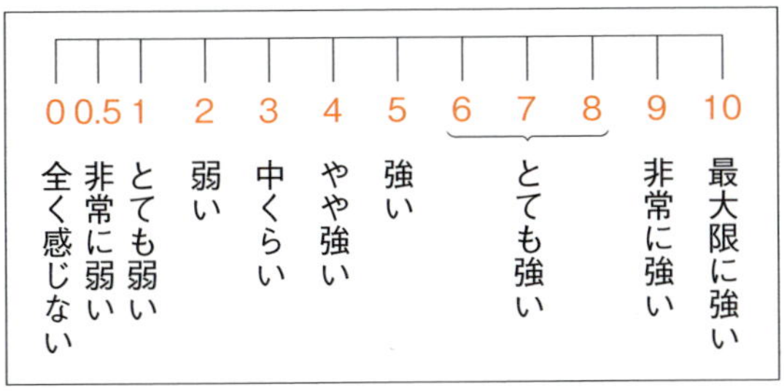

●図10-1　ボルグスケール

れにでも理解できる「スケール」をいかにつくるかがカギになります．**表10-2**を参考に考えてみてください．

なお，フローシートの使い方として，常にベッドサイドに置き，患者さんや家族がいつでもみることができる状態にしておくとよいでしょう．情報開示にもつながり，同時に情報を共有できます．患者さんや家族にもたいへん好評です．

電子カルテにフローシートが搭載されている場合には，システムの端末を患者さんのベッドサイドに持って行き，そこで直接入力します．患者さんにもフローシートの画面がみえ，そこで確認もできるため安心感につながります．

クリティカルパスの導入

クリティカルパスのさまざまな効果

現在，全国の病院ではクリティカルパス委員会（パス委員会）のもと，クリティカルパス（critical path；CP）の作成がそれぞれの独自性に基づいて活発に進められています．クリティカルパスは一般的にクリティカルパス委員会が作成し，クリティカルパスの使用は担当医が入院時に決定します．

クリティカルパスとは，特定の疾病をもつ患者さんに対して行われる治療，入院時指導，入院時オリエンテーション，検査，食事指導，安静度，退院指導などを，ルーティン（決められた手順）としてスケジュール化し，一覧表に示したものです．ただし合併症がある患者さんなど，リスクが予測されるケースには適応がありません．

疾病の一定の経過（病日）に沿って施される医療・看護が標準化され，図やイラストが入り作成されているため，患者さんにとっては自分の入院経過や回復していく様子が理解でき，安心できるため，クリティカルパスは患者さんや家族にたいへん評判がよいものです．クリティカルパスは，患者さん用と医療従事者用と2種類作成されるのが一般的です．

クリティカルパスのメリット（利点）を**表10-5**にまとめました．とくに看護師側のメリットもあげています．

クリティカルパスの基本的な構成は次のようになります．

クリティカルパスの基本的な構成

- 時間軸（日付や時間の流れ）
- ケア軸（看護ケア，安静度，リハビリテーション，食事，栄養，退院指導，患者指導など）
- 標準化（その疾病に関する治療・検査など）
- 変化（バリアンスといわれ，標準から逸脱した状態）

バリアンス（variance）発生については，原因を追及する必要が出てきます．その患者さんに現れた何らかのバリアンスの原因には，予定外の症状，人員不足，患者・家族の決断の遅れ，医療従事者の指示の遅れなどが考えられます．クリティカルパスはバリアンスが起こらないように，分析して，よりよいものにその都度修正していく必要があります．

表10-5　クリティカルパスのメリット

医療全体	● チーム医療ができる ● 患者さん中心の患者参画型の医療が可能 ● 共通言語ツールの開発が可能 ● 在院日数の短縮化がはかれる ● 教育オリエンテーションツールの開発が可能 ● 医療の標準化が可能 ● 退院計画がはっきりする ● 組織のコミュニケーションの向上がはかれる ● 組織のケアの質の保証につながる
看護師	● 医師に何度もコールをしなくてよい ● ケアの均一化が可能となる ● 治療・回復の過程が開示されているため患者さんの苦情が減る

11

経過記録3

経過記録の書き方ついて，さらに説明していきましょう．

「経過記録１」「経過記録２」で問題点ごとに記録するSOAPの書き方，共通に行われている看護ケアや観察項目を記録するフローシートについて説明してきました．ここでは，時間ごとに書く経時記録，会話を重点的に残す叙述型の記録などについて，具体的な例をもとに説明します．

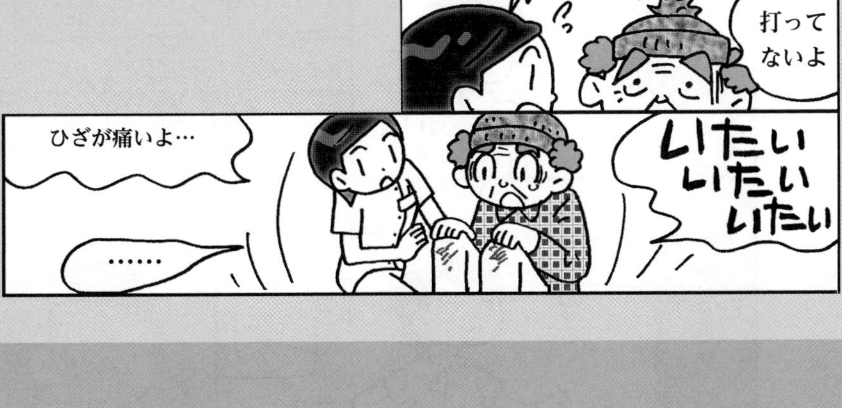
わっ！
血が出てる!!
いてて…
山本さん
頭は!?
頭は打たなかったですか!?
打ってないよ
ひざが痛いよ…
……
いたい
いたい
いたい

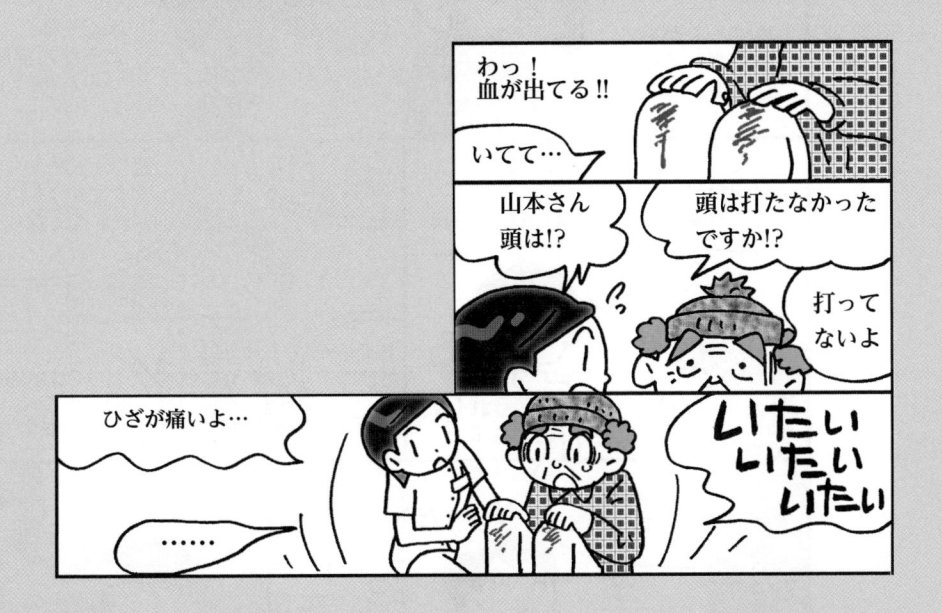

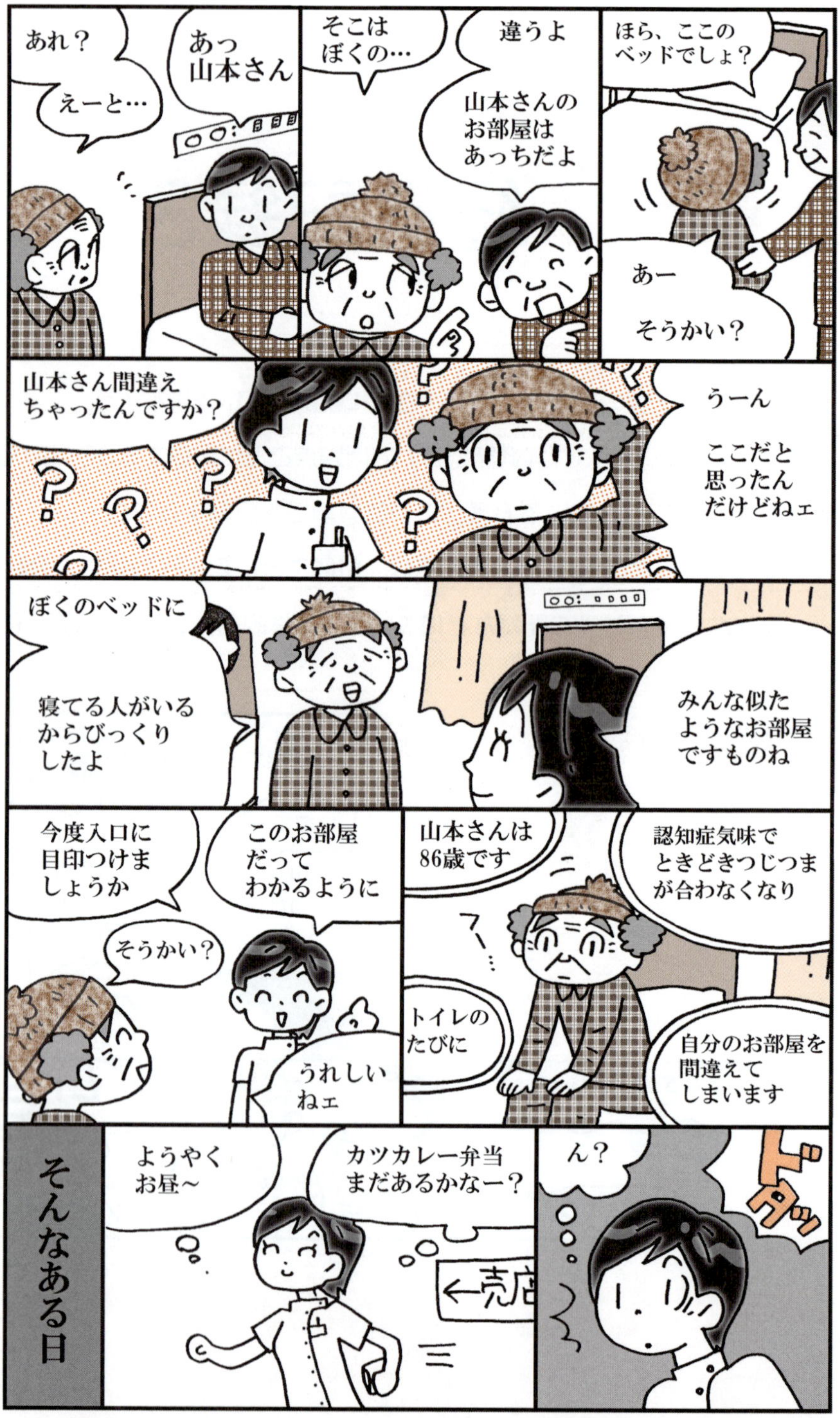
あれ？
えーと…
あっ
山本さん
そこは
ぼくの…
違うよ
山本さんの
お部屋は
あっちだよ
ほら、ここの
ベッドでしょ？
あー
そうかい？
山本さん間違え
ちゃったんですか？
うーん
ここだと
思ったん
だけどねェ
ぼくのベッドに
寝てる人がいる
からびっくり
したよ
みんな似た
ようなお部屋
ですものね
今度入口に
目印つけま
しょうか
このお部屋
だって
わかるように
そうかい？
うれしい
ねェ
山本さんは
86歳です
認知症気味で
ときどきつじつま
が合わなくなり
トイレの
たびに
自分のお部屋を
間違えて
しまいます
そんなある日
ようやく
お昼～
カツカレー弁当
まだあるかなー？
←売店
ん？
ドタッ

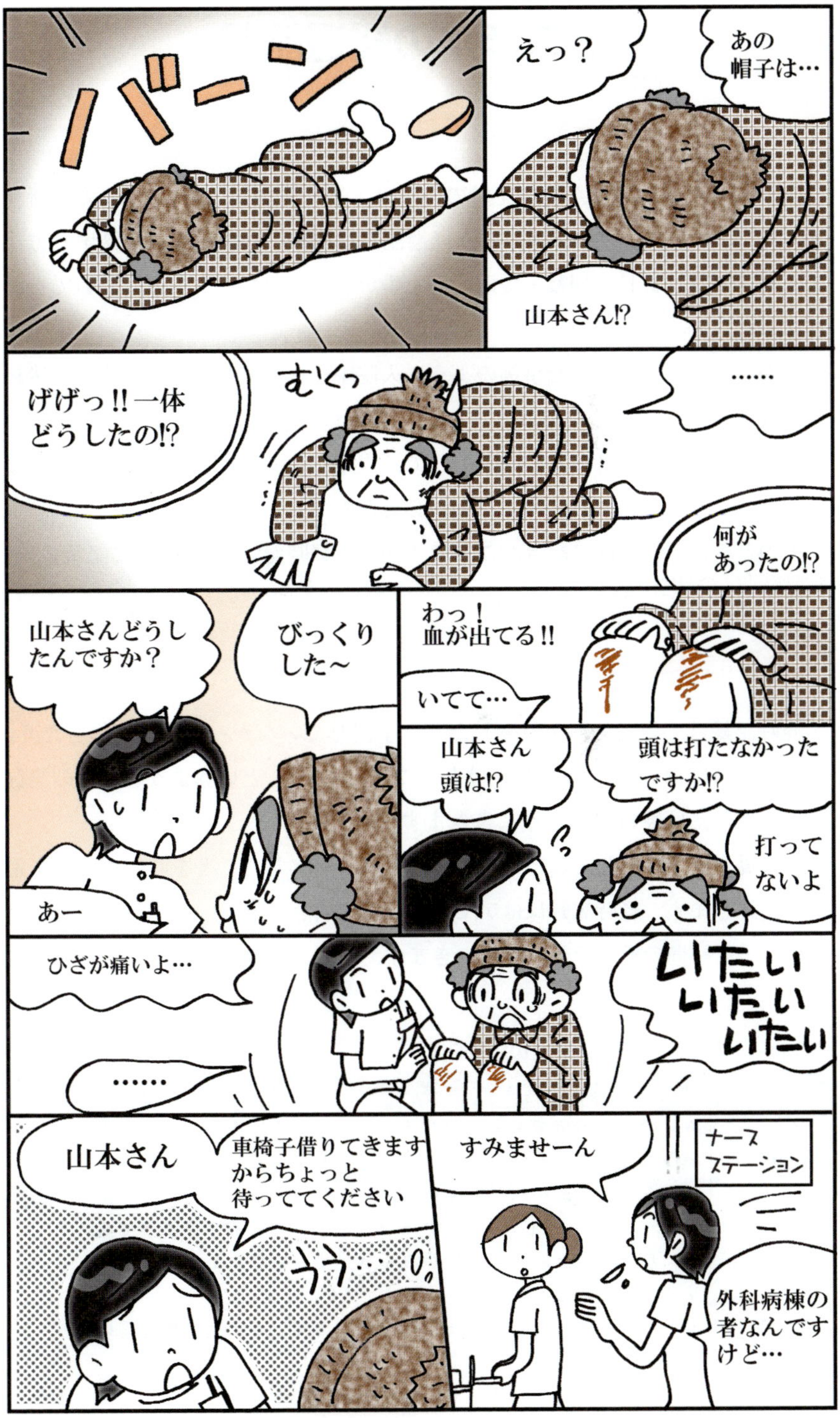
バーン
えっ？
あの
帽子は…
山本さん!?
げげっ!!一体
どうしたの!?
むくっ
……
何が
あったの!?
山本さんどうし
たんですか？
びっくり
した～
あー
わっ！
血が出てる!!
いてて…
山本さん
頭は!?
頭は打たなかった
ですか!?
打って
ないよ
ひざが痛いよ…
いたい
いたい
いたい
……
山本さん
車椅子借りてきます
からちょっと
待っててください
うう…
すみませーん
ナース
ステーション
外科病棟の
者なんです
けど…

そのほかの経過記録

突然の出来事を記録するには

これまで説明してきた看護記録の方法は，まず看護問題リスト(看護診断リスト)に沿い，看護計画を実行し，経過記録にSOAPのかたちで記録する方法でした．また，毎日の観察・援助内容を書いていくフローシートについても触れました．

しかし，マンガで示した事例のように入院中に転んでしまったような突然起きた問題は，どのような記載方法をとるのでしょうか？ 突然発生した出来事ですから，当然，患者さんの問題としては立案されていません．このような場合，どのような記録にして残すことが必要なのでしょうか？

そのときは，突発的に起きたことですから，経時記録(時間ごとに記載)で行います．

経時記録の記載の例

経時記録は，患者さんが急変したり，予測していなかった事故が起きたり，患者さんが自殺した(あってはいけないことですが)，というようなときの記録です．たとえば**表11-1**のように書きます．

この場合は，観察したことや実施したこと，ケアしたことを時間の経過を追って記録します．経時記録にはアセスメントを書きません．そのときの患者さんの様子を時間の流れで記録していきます．また，医師に報告した内容・報告

●表11-1　山本さんが転んだときの経時記録

月日	#	S O A P	サイン
2/1 12:00		エレベータの前で左上肢が身体の下になり両膝をつき，起き上がろうとしている．びっくりした顔をしている．両膝に擦過傷がみられ少し血がにじんでいる．	
12:05		「あー，びっくりした」「膝が痛い」と言っている．車椅子で病室に戻る．左上肢に擦過傷がみられ，少し血がにじみ「ヒリヒリする」と訴える．	
12:15		本人は「頭は打たなかった」と言う．両膝，左上肢の擦過傷の処置を行う．	
12:20		高橋医師に報告し，頭部X線撮影の指示が出る．	古橋

した医師の名前を書きます．

注意することは医師からどのような指示が出て，何を実施し，実施後の患者の様子がどうだったかを，看護師の判断を入れず，観察したありのままに記載します．このときの文章には，絶対にアセスメント（判断）は入れてはいけません．

この経時記録では主観的データ（S），客観的データ（O）で区分けをしません．POSの記録ではないからです．区分けして書くとSOAPのAPがないSOSOSOS……と書くことになります．まるで「助けて！　助けて！」と言っているみたいに．

また，繰り返しになりますが，医師に報告したことは必ず記録に書かねばなりません．「○○医師に報告し，電話による指示で○○を受け，○○を行う」というように，医師の名前，電話での報告により指示を受けたか，口頭での直接の指示なのかをはっきりさせることが大切です．そして，指示されたことを行った結果，患者さんはどうであったのか，観察した患者さんの反応を書くことも忘れないでください．

一時的問題の記録「テンポラリー」って何？

経時記録で書き，その後の患者さんの様子を数日観察することが必要という場合は，ここまで書いた経時記録をまとめてテンポラリー（temporary；T，一時的問題）として記録します．

具体的には経過記録用紙の＃の欄にテンポラリー（一時的問題）を意味する「T」を入れ，その内容を書きます（**表11-2**）．

まず，主観的データ（S）には患者さんの訴えた「痛み」や話していた内容を，客観的データ（O）には患者さんの状態と観察したことを書きます．そのときの注意点としてはSとOに看護師の判断を入れないことです．

アセスメント（A）には今後どう考える必要があるかを書きます．そしてAにより，さしあたりのプラン（P）を立案し，24時間継続します．

その結果，この一時的に立てた看護計画（T）をさらに続けて行う必要があれば，その時点で再度アセスメントを行い，初めて看護問題リスト用紙に＃○（たとえば問題番号が２なら＃２）として立案します．そして患者目標を書き，OP（観察計画）・TP（援助計画）・EP（指導・教育計画）を立案します．

また，24時間患者さんを観察し，状態に変わりがなく，その一時的問題の看

●表11-2 山本さんの一時的問題(T)の経過記録

月日	#	S O A	P	サイン
2/1 12:00	T	S：「あー，びっくりした」「膝が痛い」「ヒリヒリする」「頭は打たなかった」「痛みはがまんできる」 O：エレベータ前で左上肢が身体の下になり両膝をつき，起き上がろうとしている．びっくりした顔をしている．両膝，左上肢に擦過傷がみられ，少し血がにじんでいる． BP：130/82mmHg，P：74回/分．擦過傷処置を行う．高橋医師に報告し，頭部X線撮影の指示が出る． 転んだときの様子は不明であるが，エレベータ前には障害になるようなものは何もみられない． A：下肢の筋力や歩行の様子を観察しながら，転ぶような動作の分析をしておく必要がある． 血圧は午前中より収縮期血圧が通常の10mmHgくらい高い．脈は12回/分くらい速拍気味．転んだ直後なので気が動転していると思われる．落ち着いてから再度測定する必要がある．擦過傷部位の出血は数秒間で止血している．痛みは，がまんできる程度であるが，そのほかの部位の打撲は不明なので様子を観察していく．頭部打撲はしていないというが，頭部X線撮影により確認する必要がある．	OP ①BP，P ②下肢筋力 ③擦過傷 ④ふらつきの様子 TP ①歩行時の介助	古橋

護計画(T)を続ける必要のないことが確認されたら，その段階でケアを中止するための理由をアセスメントし，中止します．

以上が一時的問題(T)の書き方です．

叙述型看護記録が効果的なケース

叙述型とは，起こった出来事をSとOなどの区分けをせず，そのまま文章にする書き方です．精神科などで，患者さんの様子をそのまま書きとめておきたい場合に効果的です．たとえば「時折つじつまが合わなくなるが，ゆっくり話すと何も変わったことがないようにみえる」というような患者さんには，叙述型看護記録を用いるのがよいでしょう．

本章のマンガの「トイレから帰ってくると，いつも部屋を間違える」という場面では**表11-3**のように，そのときの会話も交えながら，患者さんの表情や態度を観察した様子も書き残します．気になった部分を叙述的に書き残せば，予想もつかないことを行う患者さんの様子がみえ，行動のパターンが浮かび上がり，その段階で問題が浮きぼりになり計画的に援助ができるようになります．

＊

これらをPOSでの看護記録「PONR」として臨機応変に使い分けてください．

●表11-3　山本さんの叙述型看護記録

月日	#	S　O　A　P	サイン
2/1 13:00		トイレから帰って12号室に入る．自分の病室である13号室と間違えている．部屋の間違えは，これで5回目になる．どうして間違えたかを聞くと，自分では間違えているつもりはないと言う．本人は自分の部屋に入っていると思うため，自分のベッドに他人が寝ていると言ってびっくりしている．13号室は12号室の向かい側になるため，トイレから出るときに方向がつかめなくなるのではないとかと思われる．	古橋

12

カルテ開示に向けた看護記録のあり方

医療事故にかかわるさまざまな問題が，新聞やテレビで取り上げられています．近年「カルテ開示」(診療情報開示)が行われるようになってから，より目立つようになりました．

1999年11月に東京都立の各病院が全国に先駆けてカルテ開示に踏み切りました．それ以降，国公立病院および医師会立病院も次々と開示に踏み切り，現在では全国ほとんどの病院が，当然のこととして患者さんの前でカルテを開き，一緒に考えながら治療・ケアを進めています．また，法的にも「個人情報の保護に関する法律」(個人情報保護法)の施行によって，カルテを含む個人情報の開示請求に，治療に支障が生じるなどの例外を除いて応じることが義務づけられるようになっています．

これらの背景には，医療の密室性を打破して，もっとオープンな姿勢で患者さんに対してかかわっていこうとする時代の流れがあります．ここではカルテ開示と，そのためのカルテ(看護記録も含みます)の記載方法について考えてみましょう．

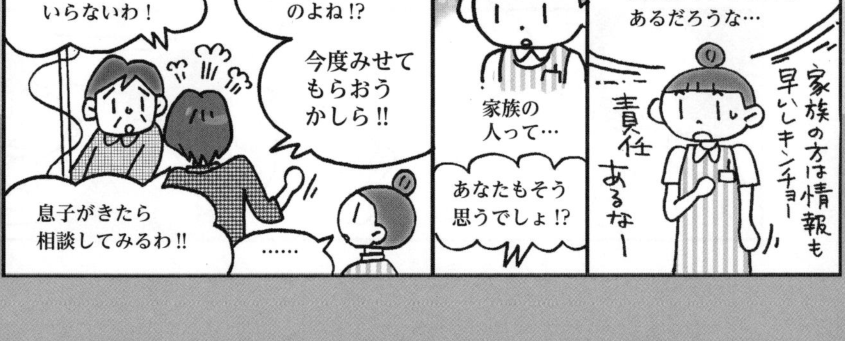

あの看護師の態度も気にいらないわ！
いまってカルテ見せてもらえるのよね!?
今度みせてもらおうかしら!!
息子がきたら相談してみるわ!!
……
家族の人って…
あなたもそう思うでしょ!?
看護師の態度で気を悪くすることもあるだろうな…
家族の方は情報も早いしキンチョー
責任あるなー

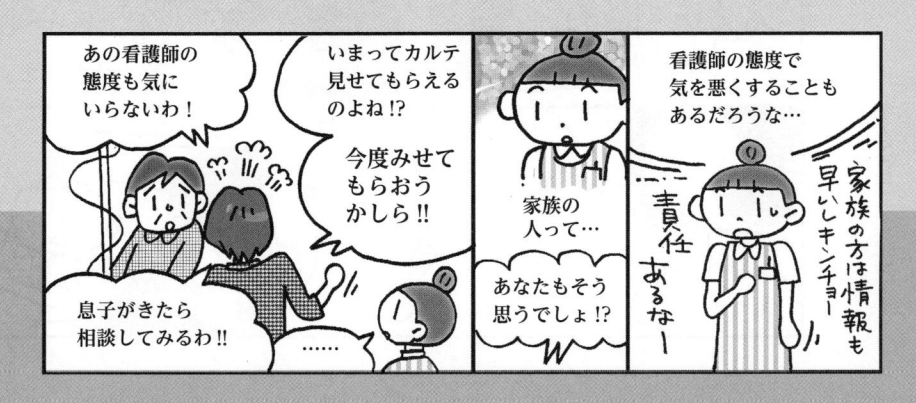

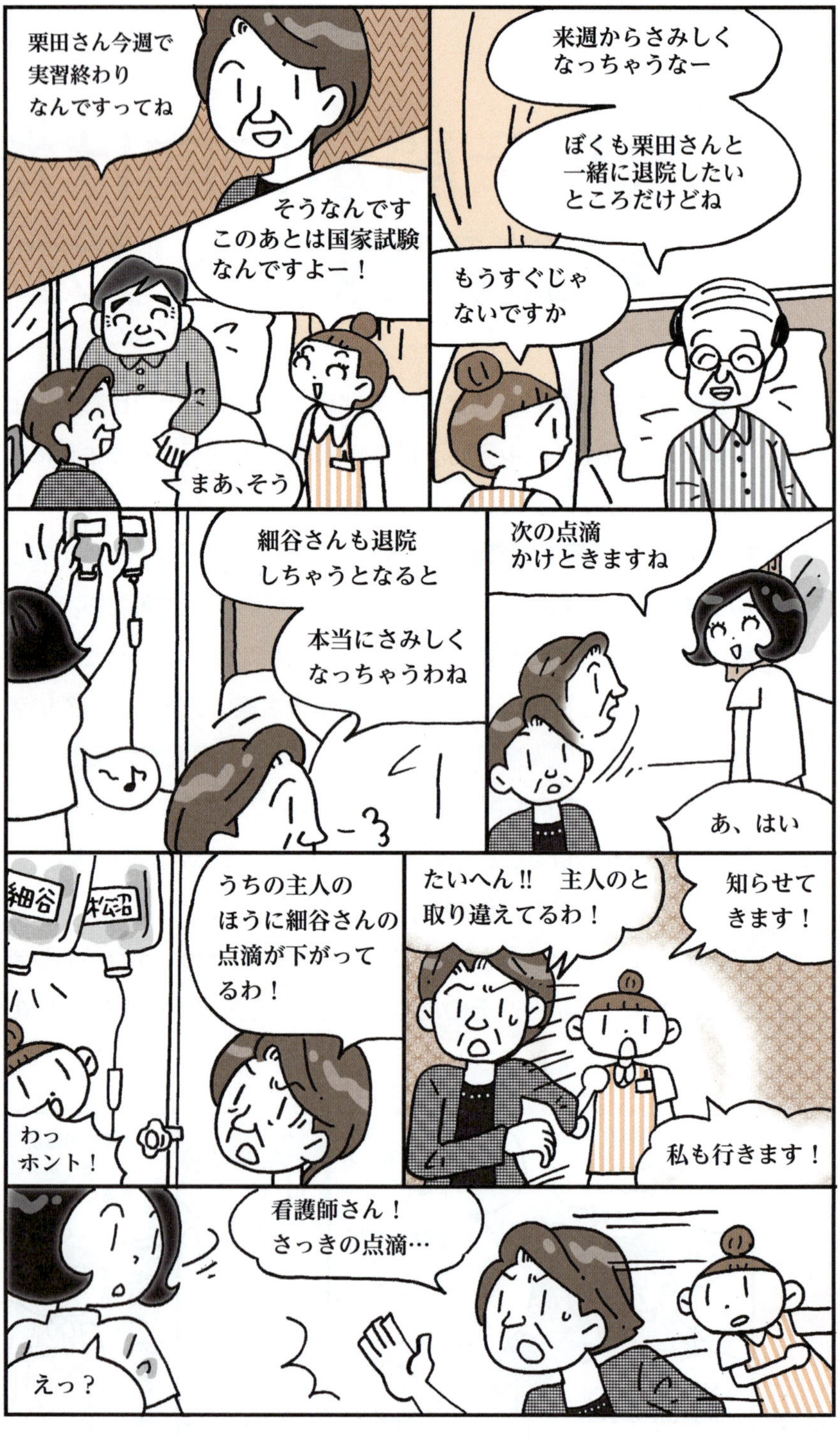
栗田さん今週で
実習終わり
なんですってね
そうなんです
このあとは国家試験
なんですよー！
まあ、そう
来週からさみしく
なっちゃうなー
ぼくも栗田さんと
一緒に退院したい
ところだけどね
もうすぐじゃ
ないですか
細谷さんも退院
しちゃうとなると
本当にさみしく
なっちゃうわね
次の点滴
かけときますね
あ、はい
細谷
松沼
うちの主人の
ほうに細谷さんの
点滴が下がって
るわ！
わっ
ホント！
たいへん!! 主人のと
取り違えてるわ！
知らせて
きます！
私も行きます！
看護師さん！
さっきの点滴…
えっ？

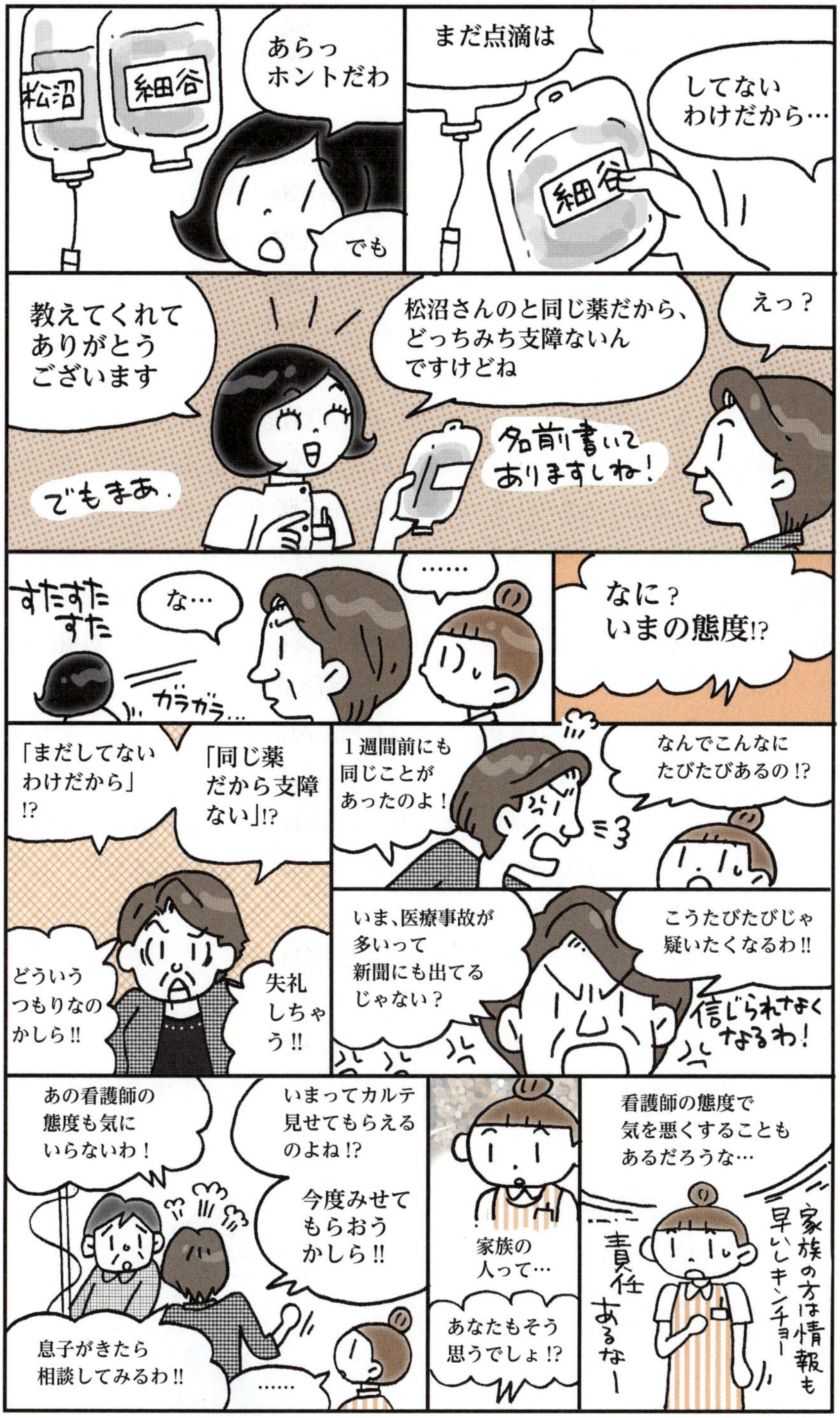
松沼
細谷
あらっ
ホントだわ
でも
まだ点滴は
してない
わけだから…
細谷
教えてくれて
ありがとう
ございます
松沼さんのと同じ薬だから、
どっちみち支障ないん
ですけどね
えっ？
名前書いて
ありますしね！
でもまあ.
すたすた
すた
な…
……
ガラガラ…
なに？
いまの態度!?
「まだしてない
わけだから」
!?
「同じ薬
だから支障
ない」!?
どういう
つもりなの
かしら!!
失礼
しちゃ
う!!
1週間前にも
同じことが
あったのよ！
なんでこんなに
たびたびあるの!?
いま、医療事故が
多いって
新聞にも出てる
じゃない？
こうたびたびじゃ
疑いたくなるわ!!
信じられなく
なるわ！
あの看護師の
態度も気に
いらないわ！
いまってカルテ
見せてもらえる
のよね!?
今度みせて
もらおう
かしら!!
息子がきたら
相談してみるわ!!
……
家族の
人って…
あなたもそう
思うでしょ!?
看護師の態度で
気を悪くすることも
あるだろうな…
家族の方は情報も
早いしキンチョー
責任
あるなー

カルテ開示の考え方と記載のポイント

カルテ開示は何のため？

カルテ開示は，正式には「診療情報開示」といいます．これは，簡単に言ってしまえば「患者さんが求めれば，医療従事者はカルテをみせなければならない」ということです．ここでいうカルテには，診療録，薬の処方，看護記録，検査記録など患者さんにかかわる情報が記載された多くの記録類が含まれます．

「だったら，みせればいいじゃない？」と思われるかもしれませんが，いろいろな問題があり，話はそう簡単には進みませんでした．それは「カルテは患者さんにみられてはいけないもの」「病室に持っていくときは患者さんの目に触れないように配慮するもの」という教育が，医学教育でも看護教育でも行われ，その時代が長く続いたからです．万が一，カルテを患者さんにみられても内容が簡単にはわからないように，医療従事者のあいだだけで通用する隠語を使うなど，情報開示とはほど遠い考え方で記録がなされてきました．医療に関する情報は密室のなかで扱われ，一般の人が情報を得ることができないという現実があったのです．そういう状況では，だれがみても理解できるようなカルテの書き方の教育もありません．

ところが，現在のように開示することが当たり前になると，医師，看護師などの医療従事者は，自分たちが書いた記録を，だれがみても正しく理解してもらえるように書かなくてはならなくなりました．

病気は，医師や看護師が治すものではなく，患者さん本人が「治りたい」という思いをもって，努力し治療に取り組まなければならないものです．つまり，病気を治すためには患者さん本人の主体的な姿勢が必要になります．私たち看護師は「患者さんが病気を治すために取り組むことをサポートする」ことが大

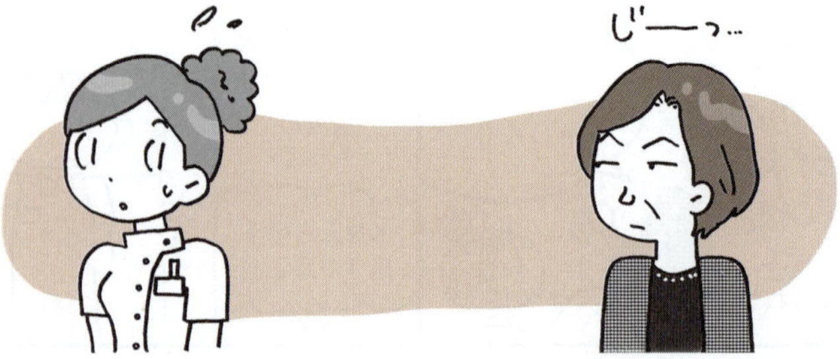

切な役割なのです．そして「患者さんが主体」であるためには，診療にかかわる記録は患者さんや家族にとってわかりやすく理解しやすいものでなければならず，それによって情報を共有する必要があります．

看護記録の重要性

本章のマンガに出てきた事例のように，実際には間違った点滴を実施していなくても，間違えられたこと自体で，患者さんが医療従事者を信じられなくなるのは当然です．患者さんは医療従事者を信じて，いわば自分の命を任せているわけです．医療従事者からすればささいなミスでも，それがきっかけで患者さんはすべてに対して疑いを抱くようになることもあります．

この不信感は，インフォームド・コンセントが不十分なときにも起きる問題です．医師や看護師が十分な説明もせず，勝手に治療を進めたりすると，不信感がわき訴訟問題に発展することもあります．

明らかに医療事故が起きたことがわかった場合には，その責任を追及されます．そのとき，原因追及のための証拠として使われるのがカルテです．看護師の場合は看護記録になります．看護記録は，患者さんに対して行われたケアなどが，患者さんの状態と援助の内容(何を観察して，どのようなケアを行ったのか)とその根拠も含め，記録として残されています．法廷で争うことになる場合は，その記録に書かれた内容が証拠になります．そのため看護記録は医療事故が起きた場合に看護師が行ったケアなどの正当性を主張し，看護師自身を守る“楯”になることがあります．看護記録が自衛のための強力な証拠となるわけです．看護記録を正しく書かなければならない理由の一つです．また，看護記録の重要性は法的にも裏づけられています．

実例から学ぶ看護記録の失敗例

では，一般の人がみても理解できるカルテの書き方について検討してみましょう．また「こんな書き方をすると誤解される」というような記載内容も考えてみましょう．

これから紹介する例は，看護師がふだん何気なく書いている記録の例です．看護師が陥りやすい記録の誤りや注意点について，いくつかの病院で調査した結果を**表12-1**にまとめました．表にまとめたポイントのなかで，とくに大切な項目について次に説明します．

●表12-1　カルテ(紙カルテ・電子カルテ)記載の具体的な基準例

①記録もれ・不適切な修正方法・不完全な記録	❶年月日，時刻，サインのもれた記録 ❷記録内容のもれ，記録忘れ ❸口頭指示などの記録もれ(例：「○○医師に報告し，電話による指示○○を受け，○○を実施する)」などの記載がない) ❹記録の遅れ(退院時サマリーなどの記録忘れを含む) ❺不適切な修正方法(修正部分がみえなくなる修正液を使う，記録用紙に別の紙を貼り付けるなど．退院後の修正や加筆など) ❻不完全な記録(体温表や退院時サマリーが抜けている)
②判読困難な文章・文字	❶判読困難な文字(くずした文字) ❷文字や用語の表現の誤り(例：「医師に上申する」) ❸勝手な造語，略語(例：QQ車，R苦，ケモ，肺雑，体交，ステる，口ぱく，ガス抜き，心マ，Fa，NP) ❹看護師独特の言い回し(例：○○するも○○なし，症状改善にて，当院受診にて，○○していこう，Drに報告しよう)
③誤解をまねきやすい表現	❶誤解をまねきやすい表現(偏見・差別用語，人権人格を侵害する表現)(例：水商売，性格わがまま，気難しい，がんこ，暴れる，暴言を吐く，まだらボケ，ボケ症状，太りすぎ，不潔，目つき悪い，どもる，うつ状態) ❷看護に直接関係のない事実の記述(看護問題に関係のない事柄に関する記述) ❸備忘録程度の記録(例：変わりなし，特変なし，著変なし，良眠中，熟眠中) ❹不適切な表現(例：排尿＋ー，体温↑↓，排便ー) ❺あいまいな表現(看護師の推論を断定的に書く)(例：家族は協力的にみえる，自分からやろうとする意思がない，安静について説明したが勝手に動いている)
④書いてはいけない文面	❶ほかの医療従事者を攻撃した文面 ❷感情的な記述 ❸医師のインフォームド・コンセント(患者・家族への病気や治療についての説明)の記述(医師が書くものである)
⑤記録のルール	❶看護介入計画・実施・評価が患者目標に合ったものであること ❷経過記録などに空白の行がある場合，空白のあった場所にその行数を記載する(例：２行の空白があるとき「２行空白」のように記載する) ❸サインは自筆で行い，印は使用しない ❹文章を訂正するときは，二重線を引き，訂正する(訂正したことにより文章の意味が変わってくる場合には，その上に年月日・時刻・サインを書く．誤字脱字の場合の訂正はサインや年月日はいらない) ❺準夜・深夜勤務帯の記録は赤色のペンを使用しない(コピーした場合，薄くなって読めない)

1　記録もれ・不適切な修正方法・不完全な記録

「❺不適切な修正方法」をみてください．紙カルテの場合ですが，括弧のなかに「記録用紙に別の紙を貼り付ける」とあります．紙を貼り付けたりすると，下に書いてある内容を故意に隠したというようにとられてしまいます．たとえば心電図の記録用紙，血液製剤の製造番号(ロット番号)などを貼っている病院が多いので注意してください．

心電図の記録用紙は，心電図用のフローシートを作成して，重ね貼りせず，日付ごとに貼ったほうが経過がよくみえると思います．血液製剤の場合も与薬のフローシートを作成するとよいでしょう．

2 判読困難な文章・文字

「❸勝手な造語，略語」では，たとえば「QQ車」や「R苦」というのがあります．「QQ車」とは救急車の意味で，また「R苦」とは呼吸困難のことだそうです．一般に認知された略語ではなく，自分のまわりだけで使われている勝手な略語は通用しませんので，使わないようにします．現在は，スマートホンのメールで絵文字を送付したりする人が増え，その絵文字や略字を公の記録に使っている人もいるようですが，これは絶対やめましょう．

また「❹看護師独特の言い回し」の「○○するも○○なし」「当院受診にて」は，ふつうの言葉で書いてください．「○○していこう」「Drに報告しよう」などと，スローガン的になっている場合があります．これは夜勤の看護師たちへの伝言メモのように記録を私物化していた時代のなごりです．カルテは患者さんのものであることを忘れないでください．

3 誤解をまねきやすい表現

「❸備忘録程度の記録」の例として「変わりなし」「特変なし」「良眠中」というのは，何が変わりなく，何が特変なしで，何をもって良眠中なのでしょうか？　これらのことは，実際に患者さんに聞いてみないとわからないはずですので，看護師が勝手に判断していることになります．

このように相手に対して誤解を生む結果になるような記録は避けましょう．

4 書いてはいけない文面

「❸医師のインフォームド・コンセント」は医師が書くものです．ムンテラはドイツ語のMund Therapleからきた和製造語で，医師が患者・家族に病気や治療の説明をするという意味で用いられています．今はインフォームド・コンセントというべきでしょう．いくら看護師がその場に居合わせたからといって，医師のインフォームド・コンセントの内容を看護師が記録に書くことはできません．医師のカルテに医師が記載するものです．

時折，日勤の看護師が準夜勤の看護師に伝言として書いたりすることがあります．そのようなことのないように注意をします．私たち看護師が書く場合，医師のインフォームド・コンセントを聞いている患者さんがどう反応しているのか，様子を観察して記述することが大切です．たとえば患者さんが医師より「がんの病名告知」を受けたあとで，たいへん落ち込んでいる様子なら，その事実を叙述的な表現で記録しておくとよいと思います．

5 記録のルール

「❷経過記録などに空白の行がある場合」には，空白のあった場所に空白である行数を記載するのが原則です．たとえば経過記録に空白の行が2行あるとします．その場所に「2行空白」と記載します．それは，患者さんが退院したあとで，その空いている行に何かを追加して書くとカルテの記載事項の変更を故意に行うことになるからです．つまりカルテを改竄（かいざん）していると患者さんや家族に受けとられます．改竄とは，あとで内容を追加したり，書いてあることを直して事実をいつわることですから，誤って解釈されることのないように注意しましょう．

＊

以上，簡単に**表12-1**の説明をしましたが，しっかり覚えておく必要があるものです．とくに看護学生の皆さんは，カルテ記載について，患者さんや家族がみても確実に理解できる書き方をするように心がけてください．

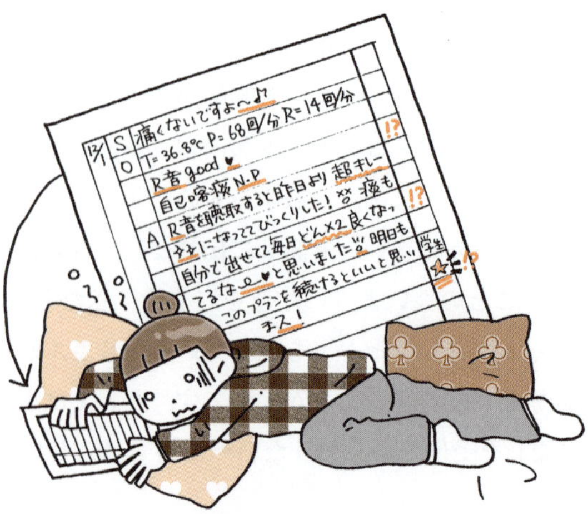
12/1
S
O
A
痛くないですよ〜♪
T=36.8℃ P=68回/分 R=14回/分
R音good♥
自己喀痰N.P
R音を聴取すると昨日より超キレー
になっててびっくりした！
自分で出せてて毎日どんどん良くなっ
てるな〜♥と思いました！明日も
このプランを続けるといいと思い
ます！
学生
!?

13

看護体制の充実と看護記録

看護記録が今日のような形式になった背景には，過去に看護師たちがおかれてきた医療環境とその変遷が大きく影響しています．看護の歴史は，診療の補助業務を中心に行っていた時代から，看護の独自性が発揮される看護診断の時代へと移り変わってきました．看護記録も昔は書かれなかった時期さえありましたが，そこから今日のように看護過程とその成果をかたちとして残すものへと変化してきました．

長い間，「看護計画」といいながら決して患者さん個々のための的確なプランではなく，スタンダードケアプラン（標準看護計画）に，偶発的に行ったケアなどが記録されるような歴史が長く続きました．その原因として看護体制の問題があります．看護師が責任をもって１人の患者さんのケアを計画的に行い，継続するという体制が確立されていなかったためです．毎日受け持ちの患者さんが代わり，成果に至るまでの計画が立てられず，ケアの継続性が生まれにくかった状況でした．そのためか「自分の看護に責任をもつ」という自覚が看護師個人に薄かったようにも思います．

こうした状態から脱却するために，１人の看護師が１人の患者さんを入院から退院まで受け持つプライマリナーシングのような看護体制が整えられました．看護師も，責任の自覚と，患者さんに行われたケアの成果を明らかにできる能力と姿勢を維持するように自己変革が求められるようになりました．この章では看護師が自らの職務に責任と自信をもてる体制について考えてみたいと思います．

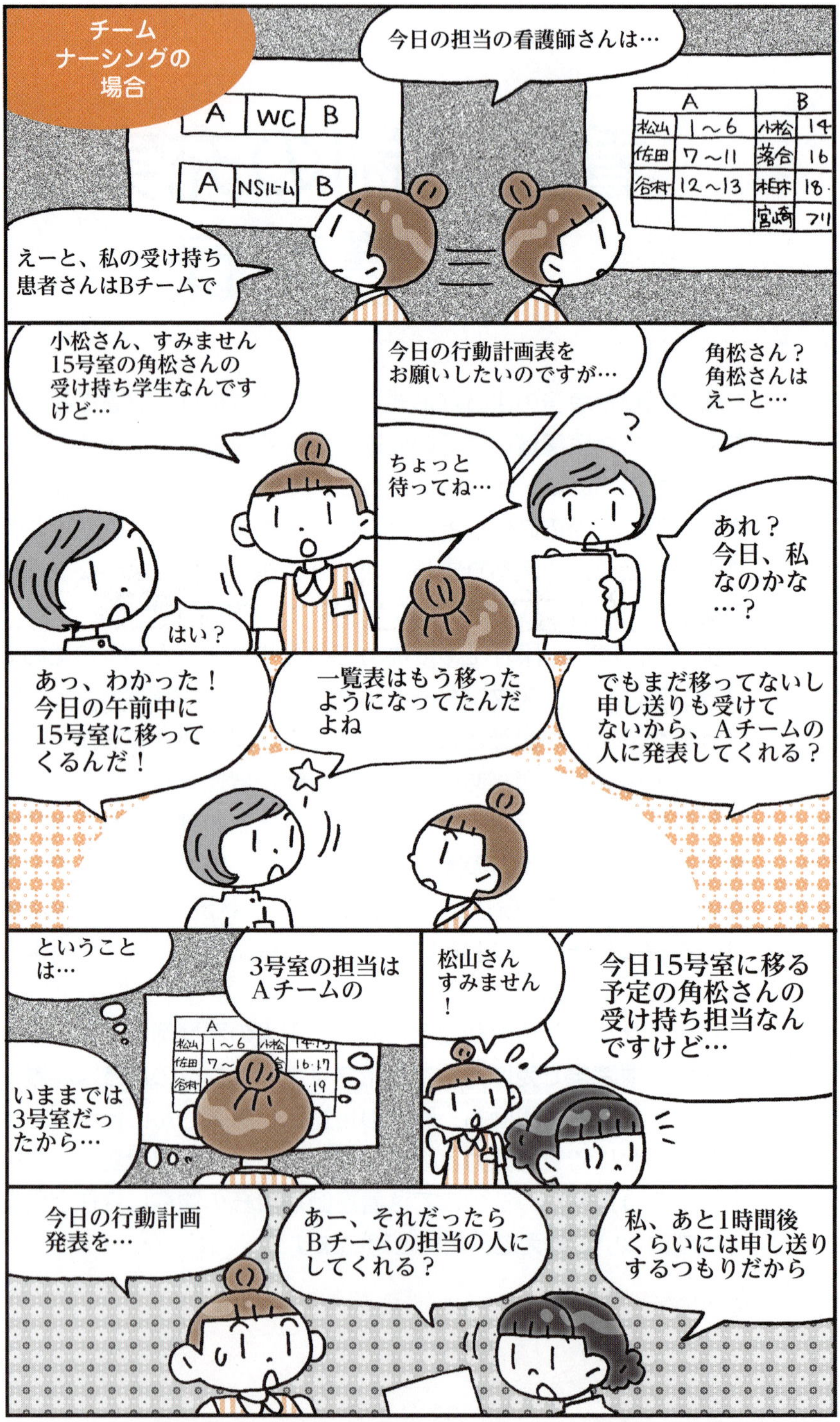
チーム
ナーシングの
場合
今日の担当の看護師さんは…
A WC B
A NSルーム B
えーと、私の受け持ち
患者さんはBチームで
小松さん、すみません
15号室の角松さんの
受け持ち学生なんです
けど…
はい？
今日の行動計画表を
お願いしたいのですが…
角松さん？
角松さんは
えーと…
ちょっと
待ってね…
あれ？
今日、私
なのかな
…？
あっ、わかった！
今日の午前中に
15号室に移って
くるんだ！
一覧表はもう移った
ようになってたんだ
よね
でもまだ移ってないし
申し送りも受けて
ないから、Aチームの
人に発表してくれる？
ということ
は…
3号室の担当は
Aチームの
いままでは
3号室だっ
たから…
松山さん
すみません
！
今日15号室に移る
予定の角松さんの
受け持ち担当なん
ですけど…
今日の行動計画
発表を…
あー、それだったら
Bチームの担当の人に
してくれる？
私、あと1時間後
くらいには申し送り
するつもりだから

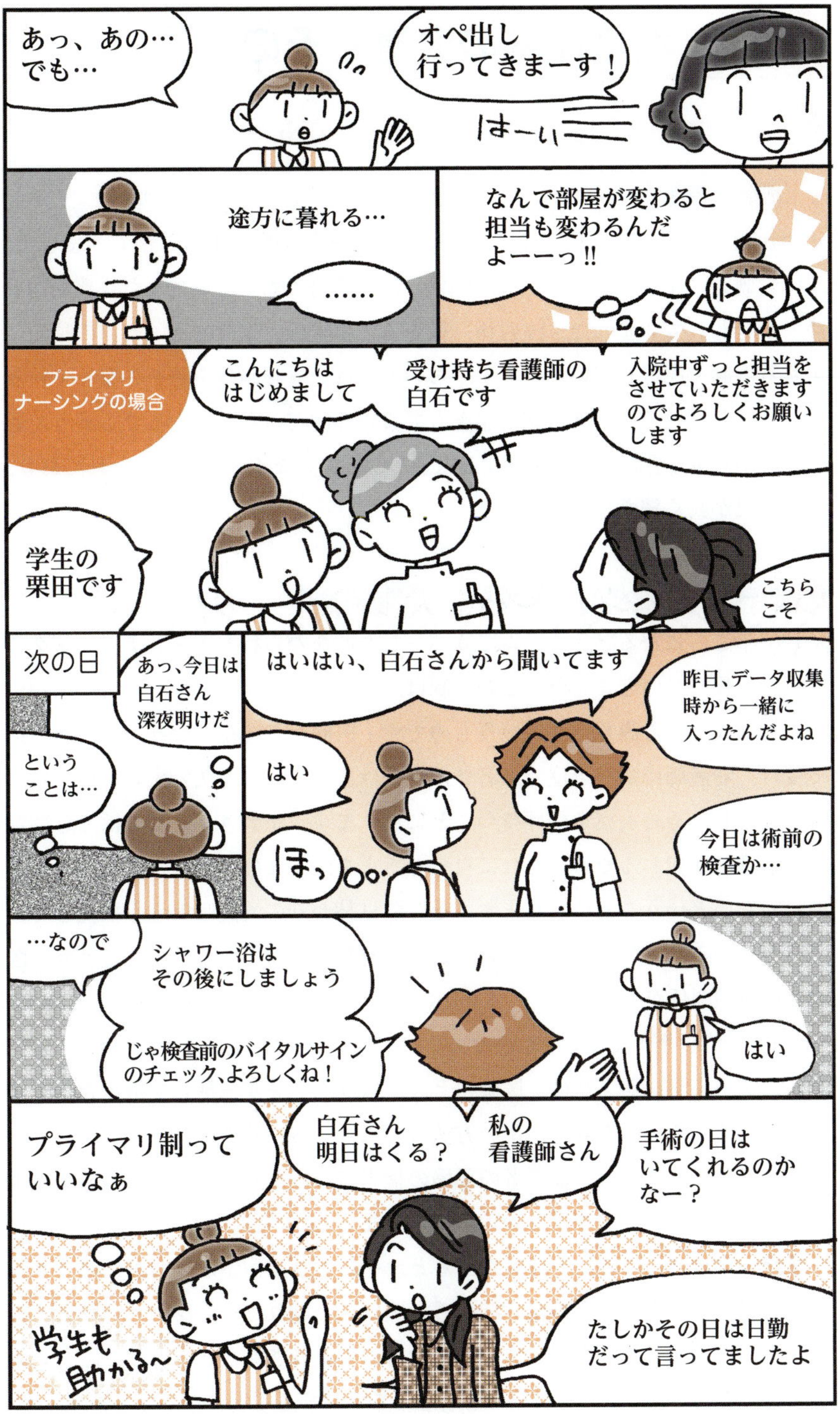
あっ、あの…
でも…
オペ出し
行ってきまーす！
はーい
途方に暮れる…
……
なんで部屋が変わると
担当も変わるんだ
よーーっ!!
プライマリ
ナーシングの場合
こんにちは
はじめまして
受け持ち看護師の
白石です
入院中ずっと担当を
させていただきます
のでよろしくお願い
します
学生の
栗田です
こちら
こそ
次の日
あっ、今日は
白石さん
深夜明けだ
はいはい、白石さんから聞いてます
昨日、データ収集
時から一緒に
入ったんだよね
という
ことは…
はい
ほっ
今日は術前の
検査か…
…なので
シャワー浴は
その後にしましょう
じゃ検査前のバイタルサイン
のチェック、よろしくね！
はい
プライマリ制って
いいなぁ
白石さん
明日はくる？
私の
看護師さん
手術の日は
いてくれるのか
なー？
学生も
助かる〜
たしかその日は日勤
だって言ってましたよ

13

看護体制の充実と看護記録

看護体制の変遷とその意義

看護体制の変遷と看護師の責任との関係

1 機能別看護

わが国の看護体制は現在に至るまでいろいろと工夫が重ねられてきました．まず看護師の絶対数が少なかった時代には，業務の効率を重視した「機能別看護」が行われていました．注射係，検査係，手術係，処置係と，業務の種類により看護師を配置していたのです．この方法は，看護師は業務をこなしているという感じだけで，看護の充実感をもてない体制だったといえるでしょう．患者さんからも「看護師は注射をする人」というようなイメージをもたれており，その時代が長く続きました．

2 チームナーシング

1965年ごろになると，チームでカバーし合いながら行うチームナーシングの時代に変化していきました．この体制は，チームリーダーを中心に看護師がチームを編成して看護を行うというものです．医師からの指示はリーダーが一括で受け，看護師は病室単位で患者さんを受け持つという方法です．毎日，看護師が交替し，その病室を受け持つことになります．患者さんとしては，日替わりで看護師が代わるため，だれに自分の訴えを伝えればよいのかわからず，落ち着かないということになります．そして日替わりの看護師よりも継続して診てくれている医師のほうが自分のことを理解してくれているということで，医師との信頼関係が生まれます．看護師に対する患者さんの評判は思わしくなく，「どの人も忙しそうなので話しかけにくい」という結果を生むことになりました．

このチームナーシングは，医師にとってはリーダーが一括して指示を受けてくれるため，たいへん評判がよい方法でした．一方，看護師にとっては，担当する病室との関係で，重症患者の部屋の担当になったり，軽症患者の部屋の担当になったりと，不平等だとの声が聞かれました．

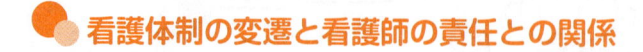

また，患者さんのベッド移動があると，そのたびに病室が変わった患者さんの申し送りを，その部屋の受け持ち看護師にしなければならないという業務の煩雑さがありました．真剣に自分の受け持ちの患者さんとして看護計画を立案し実践しようとしても，毎日違う患者さんをケアすることになってしまうため，

看護師にとっては“責任をとる”という点でたいへん意識が希薄になる傾向を生み，結果として看護師の意欲を阻害する体制でした．

3 固定チームナーシング

チームナーシングの問題点を考慮し，1つの看護チームが何か月かのあいだ固定して同じ部屋を担当していく，という方法を考えて行うところも増えてきました．これは固定チームナーシングとよばれます．しかし，それでも責任という視点から考えると，まだ業務に流される傾向にありました．医師の指示はチームリーダーが一括して受けることに変わりありませんから，その日の受け持ち看護師が直接医師から指示を受けることなく，伝言によって受けた指示を処置するわけです．そこからミスへつながるというケースもありました．そして，固定チームナーシングにおいても受け持ち看護師は退院時サマリーを書く担当のように思われ，責任ある看護の体制が確立されたとはいえないと考えられました．

プライマリナーシングの登場

1 プライマリナーシング

上記の点に改良を加えたのが，アメリカ・ボストンにあるベス・イスラエル・ディーコネス・メディカルセンター(旧ベス・イスラエル病院)が考えた「プライマリナーシング」という看護体制です．この看護体制については，一部に誤解があります．それは，アメリカのように看護師の数も大勢で人材が豊富でないとできない体制であるという考えです．そのため最初から難しいといって尻込みしている病院も多いように思えます．

しかし，方法論を考えれば簡単に取り組めます．大切なのは個々の看護師が責任のとれる看護体制をつくり上げることです．責任がとれる体制とは1人の看護師が入院から退院まで一貫して看護計画を立てて実践ができる体制であり，そのためには純粋な「プライマリナーシング」ではなく，次にあげる「モジュール型ナーシング」にするとよいと思います．

2 モジュール型ナーシング

モジュールとは「(基本となる小さな)かたまり」という意味です．つまり，モジュール型ナーシングとは，1病棟に2つ以上のチームを編成し，さらに数人ずつのモジュールに振り分けてケアを行うシステムです．たとえば看護師1人で看護計画を立てるには，ちょっと問題が複雑で難しいという患者さんの場合は，コーディネータの指導を受けて計画をしていくことができます．

コーディネータには，主任クラスで，さまざまな患者さんに対応できる能力の持ち主があたります．このような体制を整えると，看護師には「自分の受け持ち患者さん」という気持ちが生まれ，責任を自覚できるようになります．この場合，絶対にしてはいけないことは，チームリーダーをつくってしまうことです．責任の所在があいまいになるからです．

また，プライマリナースが夜勤や休暇の場合には，そのプライマリナースが立案した計画を実行する役割であるアソシエートナースが患者さんに対応します．アソシエートナースは，すでに立案されているケアの実施や継続を責任をもって行います．

この方法をとると，看護師からは「私の患者さんは」という言葉が聞かれるようになり，自分の受け持ちの患者さんに対して責任が生まれ，しっかりとしたケアの継続を自覚できるようになります．それは同じような病態や症状の患者さんを継続的に受け持つことで，そのことにいろいろ工夫し，学習し，ケアをすることができるようになり，その技術への自信につながっていきます．ひいては認定看護師，専門看護師のようなスペシャリストを育てることにもつながります．つまり看護師にとって，責任の自覚とともにキャリアを高めることへの意欲にもつながるわけです．

反対にプライマリナーシングやモジュール型ナーシングの欠点として，看護師個人にバリアができ，受け持ちではない看護師には患者さんの情報が伝わりにくく，記録を読んでも理解できないという例が多くなりました．このような現象を解決して，プライマリナースを定着させるためには，看護記録の監査などを通して，看護師個人の資質の向上に取り組むことが重要です．このような観点から看護記録の監査に取り組む施設が増えてきました．監査の実際については，次章で解説しましょう．

なお，電子カルテを導入している病院が増加していますが，電子カルテでは各看護師がパスワードをもち，受け持ち患者さんのカルテを個別に開いて，医師の指示を受け，ケアをすることになります．こうした環境にふさわしい体制は，個々の看護師の責任が明確なプライマリナーシングを基本としたものだといえるでしょう．IT時代にスムーズに対応していけるような看護体制を充実

●表13-1　看護体制と看護師の責任の関係

看護体制	責任	特徴
機能別看護	看護師長	看護師がその業務を担当することにより，その業務に責任をもつ(例：注射係，検査係)．患者さんを受け持つのではない
チームナーシング	チームリーダー	Aチーム・Bチームと病棟にエリアを決めて，そのエリアにある病室ごとに受け持ち看護師が担当する．毎日担当する病室が変わる
固定チームナーシング	チームリーダー	一定期間，受け持ち患者さんを決めて(固定して)担当する
プライマリナーシング(モジュール型ナーシング)	プライマリナース	病室のエリアは決めず，1人の患者さんを入院から退院まで一貫して担当する

させていくことが大切な時代になっています．看護体制と看護師の責任の関係を**表13-1**に示します．

責任ある看護体制が，看護師の意識改革につながる

看護体制について，その特徴を述べてきましたが，看護師としての意識改革は看護体制のいかんに関係していると思います．毎日その場しのぎの仕事をしていると，「自分の患者さん」という意識がわかないために“業務”として流されていく傾向にあります．

その問題の解決は，プライマリナーシング(モジュール型ナーシング)を導入することです．看護師長が入院予約を受け，そのとき受け持ち看護師を決定しますが，前回同じ医学診断名の患者さんを受け持った看護師に担当させるなど，同じような看護行為が必要である患者さんを継続して受け持たせることが可能です．その結果，その疾患や技術のスペシャリストとして看護師を成長させていくことができます．このように看護師長は看護管理者として采配をふるうことができます．看護師長は，あらかじめ看護師に「どの分野のスペシャリストになりたいか」の希望を聞いておくことも一つの方法であると思います．

プライマリナーシング(モジュール型ナーシング)では，看護師は工夫しながらケアをするようになります．筆者が研修を受けたベス・イスラエル・ディーコネス・メディカルセンターでは，こうした環境下で，どの看護師も意欲的になり，おのおのの看護師が自分の得意とする領域をもっていました．職場をこのような状態までつくり上げていくには，やはり看護師個々がプライマリナースとしての自覚をもつ必要があります．看護体制はプライマリナーシング(モ

ジュール型ナーシング）にすることをお勧めしたいと思います.

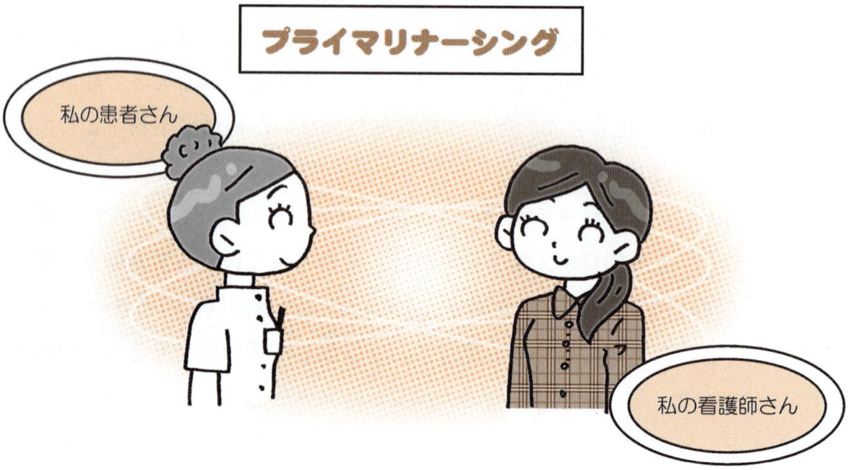

14

看護監査（経過監査）

これまで解説してきたように看護記録にPOS（問題志向型システム）を取り入れて実践していると，必然的に看護記録の監査をしなければならなくなります．監査は，POSの５段階目になります．看護学生の皆さんにはあまり興味のないことかもしれませんが，臨床の現場ではたいへん大切なことになっています．

それは医療事故の発生や医療の密室性などが問題とされ，カルテ開示など医療の記録に対する世のなかの要求が強くなっているからです．それまでの医療界は，外部からはうかがい知ることができないものでした．国民の権利意識の高まりとともに，患者の権利が重視されるようになりました．

こうした変化をふまえ「どのようにカルテ開示をすればよいのか」「現在のような記録で患者さんに理解できるのだろうか」と開示の方策に頭を悩ませている施設も多いと思います．看護記録の監査を行うことで，看護師一人ひとりの質の向上をはかり，よりわかりやすい看護記録による開示ができるようになります．そして看護師は，そのなかでレベルアップをはかることができます．

ここでは，筆者が全国で看護記録に関する研修を長年実施してきた経験をもとに，看護記録の監査体制の基本を述べたいと思います．

監査の基本的理解と実施の方法

監査とは

「監査」という言葉は，医療機関を対象にした厚生労働省などの行政の監査だけではなく，一般の会社の運営に関する場合にも使われます．不正がなく適正に会社経営が行われているかを外部組織から直接，実際に調べるものです．

たとえば病院を対象に行われる監査をあげると次のようなものがあります．

経過監査：ケアがどのように実施されているかを手引書に沿って行う監査．

構造監査：病院環境設計などを含んだ監査．

結果監査：死亡率，疾病率，在院日数，患者満足度などの監査．

適時調査：施設基準の届出を自己点検し，その内容が適正であるかの調査．監査の表現はしていないが，監査と同一方法による調査．

これらの監査は一般に厚生労働省が行うことが多く，看護師個々が実際に受ける監査は「経過監査」になります．

しかし，ここで述べる監査は看護記録監査のことで，看護部が行うものを指しています．看護部で行う監査は，多くは看護師の育成も意図して行われているようです．つまり一人ひとりの看護師が書いた看護記録を評価し，指導しようとする意味合いが含まれているのです．

「日本POS医療学会」の監査

1 PONRにおける看護監査(オーディット)とは

日本POS医療学会は，医師の記録であるPOMR(problem oriented medical record，問題志向型診療記録)の監査(オーディット，audit)を説明しています．ここでは，それを看護記録システム，つまり「PONR」(problem oriented nursing record，問題志向型看護記録)に筆者が読み替えて説明します．

PONRにおける「監査」では次の点が明確にされなければなりません．

①患者さんのケアに関する記録作成が適正にされているか．

②患者さんのかかえている問題が適正に判断され，それに対して適正な計画が立案・実施され，記録されている内容が信頼のおけるものであるか．

③PONRが徹底され，信頼性があり，分析的であるか．

監査により看護記録に欠点が見いだされると，この欠点に対しての修正が教育的に指導されなければなりません．

2 監査の方法

1）病院が行う監査

病院では一般に病歴室(カルテ室)という部署に「診療情報管理士」という職種の人がいます．診療情報管理士は病院全体の「カルテ」の記載をすべてチェックしています．医師，看護師をはじめ，薬剤師，栄養士，検査技師など，すべての医療従事者の「カルテ一式」を監査して，不備がある場合には記載者本人に補うように指摘します．

このような病院全体を対象に行われている監査は，次に説明する「看護部が行う監査」の内容は含みません．

2）看護部が行う監査

看護部が独自で行う監査は，看護師個々の指導にかかわってきます．看護部が主宰する監査で，病院の監査委員や記録委員などをしている人が行うことが多いです．この場合，月１回，監査対象の病棟を決定して行っていきます．これは看護師個人を対象にするのではなく，病棟の看護記録を対象にした監査になります．監査の結果では，病棟の代表である看護師長が指導されることになります．この方法は，監査が定着しており看護師個々が育成されていると効果が上がると思います．

筆者が現在指導している方法は，病棟内の監査を充実させていくもので，看護師個々の成長を助ける目的があります．看護師個々の成長は病棟全体の看護の質が上がることにつながります．そこで病棟内で行う監査について次に説明します．

病院内の監査体制のつくり方

監査を継続的に行っていくためには，看護記録の監査体制を組織化する必要があります．この体制づくりの手順を考えてみましょう．

1 看護体制の整備

まず現在の看護体制についての確認が必要になります．先にも述べたように，チームナーシングといってもチームを固定しているかどうか，また，プライマリナーシング（モジュール型ナーシング）といってもアソシエートナースがきめ細かに動けているかどうか，きめ細かに動けていないのであれば，その原因についての分析が必要になります．

いずれにしてもプライマリナーシング（モジュール型ナーシング）をできるだけ早く確立することが必要になります．それは看護体制を整えないで監査を始めても，看護師一人ひとりの責任の所在を明らかにしづらく，ただ監査をしているだけになる可能性が高いからです．監査の結果，だれも責任を問われないことにより，看護師個人に「気をつけなければいけない」という気持ちが生まれてきません．

監査を行い，そこで気づいた点は改善されなければなりません．効率的に発展するためには，まず看護体制を整え，その効果が目にみえるようにすることから始めます．

看護体制を整えていない場合の監査：監査対象の看護師が入院時のデータをとった患者さんの看護記録を監査します．看護師が入院時のデータをとっていれば，その段階で，アセスメントし，問題点がしぼられ，看護計画を立案しているはずです．その看護師が１日にわたって書いた問題点に沿った経過記録を監査する方法もとれます．

2 看護記録用紙の整備

看護体制の整備と並行し，看護記録の用紙は看護師の判断がみえるように，患者目標が記載できるものにする必要があります．つまり，その記録用紙はPONRの形式に沿って，①データベース，②アセスメント，③看護診断リスト（看護問題リスト），④患者目標，⑤看護計画，⑥経過記録，が含まれていることが必要です．なぜなら，これらがないと看護の成果がみえず，監査をしても結果が出せないのです．それは単に記録の形式の監査にとどまり，看護の質の監査ができないからです．

看護記録で看護の質の監査を行う場合，その記録は患者さんへのケアの様子が明らかにみえていなければなりません．みえるためには記録用紙が一連の流れで理解できるようにつくられている必要があります．それがデータベースから経過記録までの流れということになります．これが関連して作成されていると，看護師が患者さんにどのような成果を出すためにケアをして，患者さんがどう変化したかが，記録上にみえてきます．これは現在一般的にいわれている

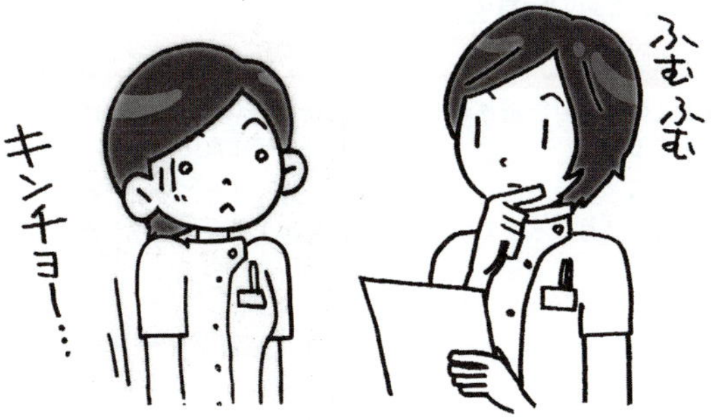

「患者さんとともに考える看護計画」ということになります．それがあって初めて監査できる看護記録になります．

電子カルテは１患者１カルテです．情報公開の時代の流れもあり，これらの看護記録の整備がされると，患者さんとともに患者目標がつくられることへのステップになります．

3 病棟で行う監査

病棟で行う監査は，看護師個人が対象になります．病棟の看護師長，主任，監査委員が日程などを調整します．そしてプライマリナースとしてかかわった患者さんの看護記録をもとに行います．

具体的な監査は，病院で決定されている監査項目に沿って，面接形式で行っていきます．そのため効果的に病棟の質の向上につなげられると思います．

形式の監査と質の監査

筆者の考える看護記録の監査(院内監査)には，形式の監査と質の監査の２種類があります．

まず「形式の監査」は，病院の記載基準に合った記録をしているかを監査するものです．それから「質の監査」では，患者さんの状態による受け持ち看護師の問題点のあげ方の妥当性や判断力を監査して，信頼性，効率性のある，能率的で分析的な看護が行われているかを監査するものです．両者の方法を**表14-1**にまとめましたので参考にしてください．

●表14-1　形式の監査と質の監査の方法

	形式の監査	質の監査
目的	病院の記載基準にのっとり記載されているかを監査する	対象看護師が受け持ちの患者さんに行ったケアが，患者さんを変化させ成果につながったかを監査する
時期	1回目　4月～6月ごろまでに 2回目　翌年1月～3月ごろまでに	1回目　4月～6月ごろまでに 2回目　翌年1月～3月ごろまでに
監査者	①看護師長 ②主任 ③監査委員（記録委員）	①看護師長 ②主任 ③監査委員（記録委員）
対象者	①新卒で就職した看護師 ②他病院での経験があり当病院に初めて採用された看護師（中途採用者，経験者採用）	卒後2年目以上で，形式の監査を終了しパス（合格）している看護師
記録の種類	①クリティカルパス以外の看護記録 ②経過記録など，監査対象になる看護師が実際に書いている看護記録 ③監査を受ける対象看護師が自己申請して選んだ看護記録	①データベースを作成した受け持ち患者の看護記録 ②患者さんの問題点の選定・患者目標の設定・看護計画立案を行い，経過記録も数日間書いてある看護記録 ③監査を受ける対象看護師が自己申請して選んだ看護記録 ④選んだ理由の確認 ・たいへん対応が難しい患者さんの看護記録 ・いつも対応が同じパターンになる患者さんの看護記録 ・たいへんよく対応できたと思う患者さんの看護記録など
方法	①「形式の自己監査表」の提出 ②面接を行う前に監査委員が「自己監査表」をもとに他者監査を行い，他者監査コメントを記載する ③監査委員が対象看護師の今後の課題を記載する ④上記の準備が整ってから面接の日に個別面接を行い，不足しているところは指導する	①「質の自己監査表」の提出 ②「自己監査表」と監査を受ける対象看護師の看護記録ををもとに監査委員が他者監査を行い，他者監査コメントを記載する ③面接前に監査委員どうしで事前打ち合わせを行い，監査委員の意見を一致させた他者監査のコメントを記載する ④他者監査のコメントのなかで患者さんの情報収集・アセスメント・問題点が不一致であれば，代替案も検討しておく ⑤面接は，本人の自己課題をもとに行い，前回の監査時の課題などもつき合わせて成果を確認する ⑥個別面接は次回の自己課題を明らかにして終了する

1 形式の監査

形式の監査は，病院の記録の形式が理解されているかを問うものですから，病院の記載基準に合った基本的な記録方法がなされているかどうかを監査します．

そのため，対象は新卒で就職した看護師，転勤者，中途採用者（経験者採用）です．この監査は，病院に就職したばかりの4～6月の時期に1回行うと効果的です．そして，できていない点については課題を出し，翌年の1～3月にもう一度行う方法をとると，課題がどの程度解決し，成果が出たかを監査できます．また，その年度が終わった段階で，次の年度へ向けた個人の課題を明確にしていく必要があります．

この最初の4～6月の監査は，新卒者でも病院の記録用紙への記載を始めているころであり，病院の記録システムの理解を進めることを目的にしています．この時期に，アソシエートナースとして携わった患者さんの看護記録を中心に監査を受けるようにします．まだ就職したばかりで病院のシステムに慣れていないことが予測されますから，困っている点の指導も兼ねて，面接は早い時期に行うことをお勧めします．

この監査は合格にするまで何回も行い，早くマスターさせることが必要です．この時期に行うメリットとして，情報開示に伴う「看護記録に書いてはいけないこと」「略語の使い方」「院内記録の取り決め」などを早く理解できることがあります．これに合格すれば次は質の監査を行うことになります．

なお，**表14-2**に看護記録監査表(形式の監査)を示しましたが，この項目のうち1～21は，各病院の記載基準に準じてください．また，項目の22～31の参考として第12章の**表12-1**(p.140)を参照してください．

2 質の監査

質の監査は，受け持ち看護師(プライマリナース)が行ったケアが患者さんの目標に向けた変化を導き，成果につながったかを監査するためのものです．そのためには，患者さんの「問題点」がアセスメントのなかから読みとれ，患者目標が具体的に設定され，行ったケアが経過記録に書かれ，その効果が表れているかを監査する必要があります．

この質の監査の対象は「形式の監査」をパスした人で，新卒であれば経験2年目の看護師になります．プライマリナースとして自分の患者さんを受け持つことが許されている人です．

監査の時期は「形式の監査」と同じで4～6月の時期に1回，翌年の1～3月にかけて1回の年2回，個人として監査の面接を受けると効果的です．

看護記録監査表(質の監査)を**表14-3**(p.159～160)に示します．

●表14-2　看護記録監査表（形式の監査）

監査項目	自	他	コメント	
			自	他
1．入院日時は記載されているか 2．連絡先は記載されているか 3．主訴は記載されているか 4．入院目的は記載されているか 5．情報収集用紙に看護師のサイン（署名）はされているか 6．情報提供者の氏名は記載されているか 7．プライマリナースの氏名は記載されているか 8．各用紙にサインはされているか 9．各用紙に日時は記載されているか 10．看護問題（＃）は記載されているか 11．看護問題の選定日の日付は記載されているか 12．看護問題リストは24時間以内にあげられているか 13．患者目標（期待される結果）は記載されているか 14．看護計画は，OP，TP，EPを区別しているか 15．経過記録には＃が記載されているか 16．経過記録はSOAPで記載されているか 17．経過記録にはサインがされているか 18．経時記録は時間ごとに記載されているか 19．フローシートは観察項目がスケールで記載されているか 20．サマリーは退院後7日以内に記載されているか 21．サマリーは適切な内容になっているか 22．すべての記録に不適切な略語は記載されていないか 23．患者さんにわかりやすい記録になっているか 24．人権・人格を侵害する表現になっていないか 25．患者さんの性格などを否定する表現になっていないか 26．憶測や決めつけた表現になっていないか 27．あいまいな表現になっていないか 28．医学的診断にかかわる表現を使っていないか 29．看護師が独自につくった造語的言葉を使っていないか 30．不適切な記号や感嘆符や疑問符を使っていないか 31．訂正の方法は適切か				

［注］自は自己評価，他は他者評価（監査委員の評価）

●表14-3　看護記録監査表（質の監査）

	監査項目	監査ポイント	自	コメント（自）	他	コメント（他）
データベース	看護の視点に立ち，必要なデータが記載されている	・患者さんがいちばん気にしていることが主観的データとして記載されている ・主観的データは患者さんや家族の言葉で記載されている ・客観的データは事実に基づいた検査データや実際の観察・測定・インタビューで確認したものである				
アセスメント	データベースから看護介入が必要なものについてアセスメントしている	・焦点を絞った患者さんの問題点について深くアセスメントしている（その問題点は，自覚症状・他覚症状が観察できているか，看護師がその原因を取り除くことができるか，患者さんはそのことをどのように思っているかが記載されているか） ・フィジカルアセスメントをしている（患者さんを系統的に視診・触診・打診・聴診の技術を使い，情報収集している） ・疾患により予測されることが推論されている ・看護の方向性が示されている				
看護問題リスト	1．データベースや経過記録のアセスメントから導き出されている 2．看護介入により解決または軽減できるものがあげられている	・問題焦点型看護診断（３部形式）の表現をしている ・リスク型看護診断（２部形式）の表現をしている ・問題があげられた時期は適切である ・患者さんの状態に合ったものになっている				
患者目標（期待される結果）	患者さんが達成可能な行動目標である	・患者目標は，患者さん自身が達成できるように表現されている ・観察内容，測定内容，到達期限が表現されている				
看護計画	看護計画は修正，変更，追加，削除されている	・計画は，OP（観察計画），TP（援助計画），EP（指導・教育計画）に分けて，具体的に表現されている ・患者目標をふまえて看護計画の修正，追加，削除がされている				
経過記録	1．看護問題（＃）があげられSOAPで記録されている 2．突然起こった問題はT（テンポラリー）として記載されている	・主観的データ（S）は患者さんの問題に関する自覚症状が，患者さんの言葉で記載されている ・客観的データ（O）は問題に関連した客観的に観察したデータや，家族や医師からの情報および検査データが記載される（看護師が判断した内容が含まれていない） ・アセスメント（A）は期待される結果を達成するために実践した内容から判断し評価されている ・プラン（P）はアセスメントに基づき計画の修正や追加，削除がされている ・突然起こった問題はテンポラリー（T）として記載され，プランを立て24時間後に問題点とする場合は＃をつけ記載されている．Tが削除された場合は，アセスメントの欄にその理由が記載されている				

表14-3(つづき)

フローシート	1．スタンダードケアについて記載されている 2．#をつけて看護問題としている観察項目も記載されている	・観察項目が具体的に表現され，記号化して記載されている ・患者さん個人に合わせ，フローシートが工夫され作成されている				
サマリー	・行われた看護について要約されている	・看護問題が看護ケアの結果どのように変化したか要約している ・今後継続される看護ケアが立案されている				
全体像		自己監査評価（自己課題）	監査委員評価			サイン

［注］自は自己評価，他は他者評価(監査委員の評価)

監査する側の準備

ここでは，「形式の監査」「質の監査」に共通する監査する側の体制と監査者の準備について整理しておきましょう．

1 監査する側の体制の準備

監査する際には，事前に次のような準備をしておきます．

①監査者(看護師長，主任，監査委員)は監査対象の看護師の自己申請に基づき，事前に看護記録を「看護記録監査表」によって監査しておきます．

②その結果を監査者(看護師長，主任，監査委員)が持ち寄って，面接のための打ち合わせを行います．

③打ち合わせでは，どのポイントを指導する必要があるかを検討しておきます．そして監査者３人の役割を決めて監査面接を行うことになります．

④監査者の３人で監査面接を行えない場合は，看護師長と監査委員か，看護師長と主任というように，必ず２人で監査面接を行うようにします．

・１対１で監査面接を行うと，なれ合いになり，成果が出ないことがあります．

・病棟の責任者である看護師長が必ずメンバーに入っていることが大切です．自分の管理のもとにスタッフの指導があるわけですから，必ず看護師長が監査面接にかかわります．

＊

病院でよく聞かれるのは「私は記録をしていないからわからない」という看

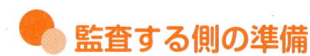

護師長の言葉です．これでは，自分の責任を回避していることになります．看護師長として，しっかり勉強して責任を果たす必要があります．

監査者の各人は，事前に監査表に沿って看護記録をみてコメントを書いていきますが，「質の監査」では，その看護師の思考過程と，患者さんに対してのケアが成果にどう効果的に結びついたかを監査します．そのため，次にあげた「監査面接を行うまでの監査者側の準備」の手順に沿って行うと，その看護師の思考がみえるようになりますし，患者さんに対しての成果も確認できます．そのときの看護記録の見方のポイントもあげておきます．

2 監査面接を行うまでの監査者側の準備

①監査する看護記録の患者さんの全体像(面接を受ける看護師に直接監査表に記入させておく)を読んで，患者像のイメージを膨らませておきます．

②患者さんの問題点がデータベースのどの領域(カテゴリー)から抽出されているかを確認します．たとえば入院時に立てられた「＃１」の問題点にフォーカスを当て確認します．

③患者さんの医学診断名，主訴，入院目的，入院までの経過などの情報から，どのカテゴリーのデータを重点的にとる必要があるのか，フォーカスを当てる必要があるのかを確認します．

④フォーカスが当たっているカテゴリーの内容について，妥当性のあるデータが抽出されているか，客観的データが抽出されているか，フィジカルアセスメントのデータがしっかり抽出されているかをみていきます．

⑤上記の内容を受けて，アセスメントが客観的に表現されているかを読みとります．たとえばアセスメントのなかに問題の原因になっていること，およびその結果，引き起こされた症状や徴候などが，患者さんの実際のデータとして表現されているか，読みとれるかを確認します．

⑥アセスメントを受けて問題点(看護診断)に妥当性があるかどうか，NANDA-I看護診断の定義に合っているか必ず確認します．そして，アセスメントのなかに，その原因となっている関連因子(危険因子)が入っているか，そのために起きている症状・徴候が診断指標に入っているかを確認します．その結果，関連因子(危険因子)，診断指標に妥当性があるかを判断します．

・看護師によってはアセスメントをほとんどしないで，医学診断名のみ頭に入れてNANDA-I看護診断を定義も読まずに選定している人がいます．また，

「診断指標に何個入っているから」「関連因子のなかに患者さんの症状が何個入っているから」と決めたり，さらには当てずっぽうに「これにする」と決めている人や，看護診断名のみで“フィーリングで選んでいる人”も見受けられます．そのため十分な注意が必要です．

⑦患者目標は，患者さんが達成できる成果目標（行動目標）として書かれているかを確認します．

・たとえば問題点（看護診断）の関連因子は患者さんの症状や障害の原因になっているものですが，その点について，何をどのように支援すれば日常生活を送るうえで手助けになるのか，患者さん本人の立場にたった計画がされているかをみます．その内容は患者さんが自立して行えるようになっていくなど，具体的な行為が考えられた計画でなければなりません．

・いつまでに，何をどのように行うかを計画しますから，看護師が評価できるようにします．患者目標に「日時」「観察すること」「測定すること」が入っていると看護成果分類（NOC）につなげることができ，たいへん監査しやすくなります．

⑧経過記録は複数の看護師が記録しますので，監査対象になっている看護師の記録にフォーカスを当てます．そして患者目標の前提である看護問題（＃）に合う内容が記載されている日にちを確認します．また，SOAPによる記録が，患者目標に向けてケアをした結果，患者目標に到達したか，あるいは患者目標が高すぎたのかをアセスメントしているかを監査します．

⑨最後に看護師自身が書いた課題を監査者が読み，監査結果と併せて，監査者としてのコメントを書きます．もし，監査者から課題を出すのであれば，コメントとともに書きます．

＊

監査者どうしの打ち合わせのポイントは，監査面接を受ける看護師の思考の癖や，ケアのポイントについて，看護記録から分析的にみて見解を統一させておくことです．実際の面接のときには，必ず相手のよいところをほめることから始めましょう．教育的にかかわることが大切です．看護記録監査表の形式の監査（**表14-2**）と質の監査（**表14-3**）を参考にしながら監査してください．

2 監査のポイント

監査の方法で大切なことを下記にまとめました.

①質の監査は，実際に受け持った患者さんの看護記録をもとに，看護師個人の思考過程で，本人が不明確のままにしていることや，気がつかないでいることを一緒に考え，次のステップに活かして意欲へつなげるために行うものです.

②監査面接時に，重箱の隅をつつくようなあまり細かいことを指摘すると，監査を受ける看護師はいやになり，意欲を削ぐことになりますので注意します.

③本人がかかえている課題を一緒に考えていくようにします．効果的な指導方法を監査者が事前に打ち合わせておくことが重要です.

・本人の課題に「フィジカルアセスメントができない」とあったら，その患者さんの病態・症状・検査データをカルテの記載と一緒に確認し，その場合の客観的なデータのとり方を指導します．その際，本人のデータのとり方を本人が自分の言葉で表現するまで待つと，本人の考えが理解でき効果的です.

④監査を受けている看護師が「次回までの自己課題に気づき，それが自分の言葉で表現できる」状態になれば，最高の監査であったと評価することができます.

⑤監査面接の時間は，事前の打ち合わせがしっかりできていれば15分くらいの短時間で終了できます．できるかぎり面接時間は長引かせないことが大切です.

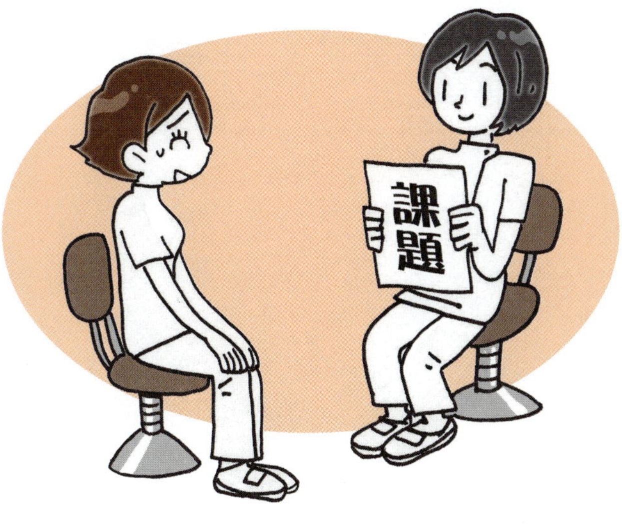

付録

機能的健康パターンに沿った看護記録用紙の実際例

本書では，看護過程に沿って看護を展開するうえで，その記録形式としてPOS(問題志向型システム)を基本にしています．さらに，そこに組み込むべき看護の視点としては，バージニア・ヘンダーソンの14項目の「基本的看護の構成要素」をベースにしながら，NANDAインターナショナルが取り入れたマージョリー・ゴードンの「機能的健康パターン」のアセスメントの枠組みに沿って解説しました．

ここでは付録として，以上のような考えに基づく看護記録用紙の実際例を示します．患者さんについて情報収集すべき内容は，これらの用紙に網羅されています．つまり，看護の視点があらかじめ組み込まれた記録用紙を用いることにより，より効率的に情報収集やアセスメントができるのです．

それぞれの施設や看護学校でさまざまな記録用紙が用いられていると思いますが，一つの例として新たな看護記録システムのために役立ててください．

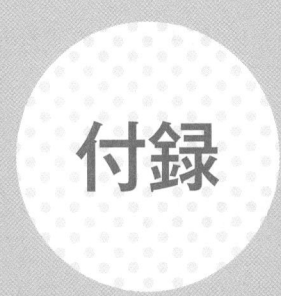

入院時看護データベース1

プライマリーナース（　　　　　）

病棟　　　　科　　　情報提供者（　　　　　）　　　記載者（　　　　　）

ふりがな 氏名　　　　　男・女 生年月日　M. T. S. H. R　　年　月　日　歳	入院日：　年　月　日　　独歩／車椅子／ストレッチャー 時間
現住所： TEL	連絡先 ①氏名　　　続柄 TEL ①氏名　　　続柄 TEL

診断名：		アセスメント
I 健康知覚・健康管理	主訴：	
	入院目的：	
	入院までの経過：	
	現在の病気について医師からの説明とそのとらえかた（インフォームド・コンセント） 医師： 本人： 家族（続柄）：	

入院時看護データベース2

氏名（　　　　　　　　　）

<table>
<tr><td rowspan="6">I
健康知覚・健康管理</td><td>既往歴：</td><td rowspan="6"></td></tr>
<tr><td>入院までの使用薬剤：有・無</td></tr>
<tr><td>健康管理の方法：有・無</td></tr>
<tr><td>嗜好品：有・無　酒（　杯／日）　タバコ（　本／日）　その他（　　）</td></tr>
<tr><td>特異体質：有・無</td></tr>
<tr><td>感染症：有・無　MRSA（＋.　−.　未検）検査日　／　部位
HB（＋.　−.　未検）　HCV（＋.　−.　未検）　ワ氏（＋.　−.　未検）
その他</td></tr>
<tr><td>II
栄養・代謝</td><td>食事摂取状況
・日常の食事形態：主食　御飯，全粥，5分粥，3分粥，おもゆ
副食　常菜，キザミ，ミジン，ミキサー
その他
・偏食：有・無
・食欲：有・無
・嚥下状態：
・摂取方法：経口，経管，その他
口腔状態：
水分摂取状況：
義歯：有・無（上.　下.　部分）
体重減少／増加：有・無　いつから　どのくらい
入院時身長：　入院時体重：　BMI：
皮膚の損傷：有・無　部位
状態
通常の体温：　入院時の体温：
その他の関連情報（血液データなど）</td><td></td></tr>
</table>

入院時看護データベース3

氏名（　　　　　　）

Ⅲ 排泄	排便パターン：　回／　日　性状　　最終排便　／ ・失禁，便秘，下痢 ・便通のために使用するもの：浣腸，下剤，坐薬，下痢止め（薬品名　　） 排尿パターン：　回／　日　夜間　回 ・失禁，切迫尿，残尿感，排尿時痛 腹部の状態：腹部膨満（腹囲cm），腹部緊満，腸蠕動 発汗，寝汗 その他の関連情報（血液ガスデータ）	
Ⅳ 活動・運動	ADLの状態／介助方法（具体的に詳細に記載） ・食事　a 自分で摂取できる　b 補助具があれば摂取できる c セッティングすれば摂取できる　d 自力では摂取できない 介助方法 ・入浴　a 自力で入浴ができる　b 自力でシャワーができる c 自力では入浴行動ができない 介助方法 ・衣類着脱　a 自力ですべてできる　b 上着の着脱はできる c ズボンの着脱はできる　d ボタン・ホックかけ以外は着脱できる e 自力では着脱行動ができない 介助方法 ・身繕い　a すべて自力でできる　b 洗面ができる　c 髪をとかすことができる d 自力では身繕いができない 介助方法 ・排泄　a トイレに行き自力でできる　b ポータブルトイレで自力でできる c 床上で便・尿器を使い自力でできる　d 自力では排泄行動ができない 介助方法	

入院時看護データベース4

氏名（　　　　　　　　）

Ⅳ 活動・運動	移動動作の状態／介助方法（必要時記入する） ・ベッド上の動作　a 自力で自由に動ける　b 起き上がりができる c つかまれば起き上がれる　d 寝返りができる e つかまれば寝返りができる　f 自力では全く動けない 介助方法 ・移乗方法 a 自力でできる　b 装具の使用が必要 c 他者の援助が必要　d 他者の援助と装具が必要 e 全体的に依存する ・車椅子への移動　a 自力で移動ができる　b 他者の援助が必要 c 自力では移動ができない　d 自分では全く動こうとしない e その他 介助方法 ・歩行　a 歩ける　b 杖・歩行器歩行ができる　c つかまり歩行ができる d 歩けない　e 自分では全く動こうとしない　f その他 介助方法 主な行動 ・仕事，学校，家事，その他 ・疲労感　有・無 呼吸器系の障害　有・無 循環器系の障害　有・無 その他の関連情報 BP：　R：　P：　X線：　ECG：	
Ⅴ 睡眠・休息	睡眠時間：　　時間／日 ・就寝時間　　時頃 ・起床時間　　時頃 昼寝の習慣：有・無　　時間　　時頃 睡眠は十分とれていますか：はい・いいえ ・いいえの理由 眠れないときの対処方法：酒，読書，眠剤（品名　　　） 眠っているときの様子：いびき，寝言，歯ぎしり，その他 その他関連情報	

入院時看護データベース5

氏名（　　　　　　　）

<table>
<tr><td>Ⅵ
認知・知覚</td><td>意識レベル：清明−0　Ⅰ−1, 2, 3　Ⅱ−10, 20, 30　Ⅲ−100, 200, 300
瞳孔の大きさ−右　　左　　対光反射−右　　左

見当識障害：有・無（時間，場所，人）

感覚器（障害があれば記入）
・目　右・左（視野含む）
・耳　右・左
・鼻（臭い）
・口（味覚）

めまい　有・無
ふらつき　有・無
疼痛　有・無（部位，フェイススケール）
＊知覚障害（しびれなど）

＊運動障害
・麻痺
・変形
・MMT
・握力
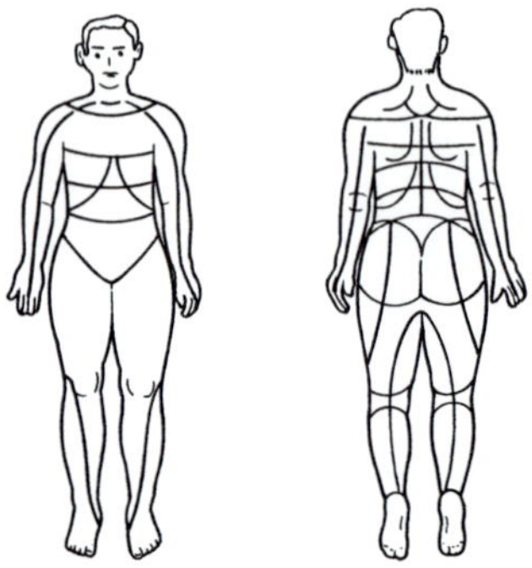
その他の関連情報</td><td></td></tr>
<tr><td>Ⅶ
自己知覚・自己概念</td><td>自分のことをどう思っていますか

いま，悩みや不安，恐怖，抑うつ，絶望を感じていますか

悩みや不安に対し，手助けできることはありますか

その他の関連情報</td><td></td></tr>
</table>

入院時看護データベース6

氏名（　　　　　　　　）

Ⅷ 役割・関係	独り住まいか（必要であれば家族構成） 核家族か（大家族か） 家族とはコミュニケーションをとっているか 職場（学校）では物事がうまく運んでいるか 家族があなたに依存していることがあるか 職業：本人　　家庭内での役割 配偶者　　家庭内での役割 社会的グループに所属していることがあるか その他の関連情報	
Ⅸ 性・生殖	女性：月経　順・不順・無・閉経 ・月経による問題：有・無 男性： その他の関連情報（性の違和感など）	
Ⅹ コーピング・ストレス耐性	最近（1～2年の間）に生活上に大きな変化がありましたか 通常のストレスに対する対処方法 相談できる人はだれですか その他の関連情報	
Ⅺ 価値・信念	人生で望んでいたことを得られているか．将来の計画は？ あなたにとって宗教は重要か その他の関連情報	

看護問題(看護診断)リスト

氏名（　　　　　　　　）

年月日	#	看護問題点（看護診断）	解決年月日

看　護　計　画

氏名（　　　　　　　　　　）No.

年月日	#	患者目標(期待される結果)	P	評価日	サイン

経　過　記　録

氏名（　　　　　　　　　　）No.

月日 時間	#	S　O　A　P		サイン

フローシート

氏名（　　　　　　　　） No.

項目／年月日															
サイン															

看護サマリー（退院　転科　中間）

記　載　　　年　　月　　日
記載者

ID 氏名 生年月日	入院　　年　　月　　日 （　　　）科より転入・転科 退院　　年　　月　　日
医学診断名	主治医 プライマリーナース
入院経過の概略	
看護問題（看護診断）リスト # # # #	（推移）
残されている問題	継続を要するケア
特記事項	

文献

1）古橋洋子監：New電子カルテ導入のための看護診断・成果・介入活用マニュアル．学研メディカル秀潤社，2007.
2）古橋洋子編著：New実践！看護診断を導く情報収集・アセスメント．第6版，学研メディカル秀潤社，2019.
3）古橋洋子監：患者さんの情報収集ガイドブック．第2版，メヂカルフレンド社，2010.
4）古橋洋子監：初歩からまるごとわかるNANDA－I・NOC・NIC＋リンケージ活用ブック．学研メディカル秀潤社，2009.
5）古橋洋子監：すぐに役立つ実践スタンダードケアプラン―電子カルテ対応！症状別看護パス．学研メディカル秀潤社，2013.
6）Lunney, M（小笠原知枝ほか監訳）：事例に基づく看護診断の正確性の検証―看護診断のスキルアップのために．ブレーン出版，2002.
7）日本看護協会編：看護記録の開示に関するガイドライン．日本看護協会出版会，2000.
8）日本看護協会：組織でとりくむ医療事故防止―看護管理者のためのリスクマネジメントガイドライン．日本看護協会出版会，1999.
9）日本看護協会編：看護婦の責任と倫理．日本看護協会出版会，2000.
10）総務省：平成27年版情報通信白書；ICT白書，2015.
11）WHO（World Health Organization）：ICD-11；International Classification of Diseases 11th Revision；The global standard for diagnostic health information．http://icd.who.int/より2019年5月12日検索.
12）American Psychiatric Association著（髙橋三郎，大野裕監訳）：DSM-5 精神疾患の診断・統計マニュアル．医学書院，2014.
13）Marion Johnsonほか（藤村龍子監訳）：看護診断・成果・介入－NANDA，NOC，NICのリンケージ．第2版，医学書院，2006.
14）Nature：BIG DATA．https://www.nature.com/collections/wwymlhxvfsより2019年5月14日検索.
15）日本看護協会：DiNQL事業について．https://www.nurse.or.jp/nursing/practice/database/dinql/index.htmlより2019年5月14日検索.
16）日本POS医療学会：POS医療認定士について．http://www.pos.gr.jp/nintei.htmより2019年5月14日検索.
17）Gordon, M（江川隆子監訳）：ゴードン博士の看護診断アセスメント指針―よくわかる機能的健康パターン．照林社，2006.
18）Weber, J（森山美知子ほか訳）：看護診断のための看護アセスメント．医学書院，1994.
19）Taptich, BJ（藤村龍子ほか監訳）：看護診断とケアプラン―鑑別診断・ケアプラン立案のガイド．廣川書店，1995.
20）渡邊トシ子：実践看護アセスメント―ヘンダーソン・ゴードンの考えに基づく．第3版，ヌーヴェルヒロカワ，2011.
21）Alfaro-Lefevre, R（本郷久美子監訳）：基本から学ぶ看護過程と看護診断．第7版，医学書院，2012.
22）小笠原知枝ほか監訳：ベタードキュメンテーション―看護過程に沿った看護記録．南江堂，1997.
23）Carlson, JHほか編（江川隆子ほか訳）：事例で学ぶ看護診断．医学書院，1996.
24）小田正枝ほか編：ケーススタディ看護診断ガイド―ロイ適応モデルに基づく看護過程．第2版，ヌーヴェルヒロカワ，2003.
25）水野　肇：インフォームドコンセント―医療現場における説明と同意．中公新書958，中央公論社，1990.
26）里村洋一編著：電子カルテが医療を変える．改訂版，日経BP，2003.
27）Marram, Gほか（松木光子ほか訳）：プライマリ・ナーシング―新しい看護方式の展開．医学書院，1983.
28）Wright, SGほか（加納川栄子ほか訳）：プライマリ・ナーシングの導入と実践．医学書院，1991.
29）西元勝子ほか：固定チームナーシング―責任と継続性のある看護のために．第3版，医学書院，2012.
30）Herdman, THほか編（上鶴重美訳）：NANDA-I看護診断－定義と分類 2018-2020．原書第11版，医学書院，2018.
31）Butcher, Hほか（黒田裕子ほか監訳）：看護介入分類（NIC）．原著第7版，エルゼビア・ジャパン，2018.
32）Moorhead, Sほか編（黒田裕子ほか監訳）：看護成果分類（NOC）―成果測定のための指標・測定．原著第6版，エルゼビア・ジャパン，2018.
33）Lampe, S（岩井郁子監訳）：フォーカスチャーティング―患者中心の看護記録．医学書院，1997.
34）Colletti, Mほか（石川稔生ほか監訳）：看護診断―診断分類の理論的背景と診断名一覧．クリニカルナーシング1，医学書院，1991.
35）Henderson, V（湯槇ます ほか訳）：看護の基本となるもの．日本看護協会出版会，1995.
36）日野原重明：POS―The Problem-Oriented System 医療と医学教育の革新のための新しいシステム．医学書院，1973.
37）日野原重明監：基本からわかるEBN．医学書院，2001.
38）看護ケアの質評価．インターナショナル・ナーシングレビュー，18（3），日本看護協会出版会，1995.

INDEX

記号・数字

\# ……8, 45, 112
2部形式 ……94, 101
3部形式 ……94, 100

欧文

C

CP ……125

D

DiNQL ……34
DPC ……33
DSM-5 ……31

E

EBM ……28
EBN ……28
E-plan（EP）……22, 47, 105, 106, 112

H

HL7 ……31

I

ICD ……31, 91
ICNP® ……31, 91
ISO ……31
IT化 ……28, 35

N

NANDA ……88
NANDA-I ……89
——看護診断 ……31, 43
NANDAインターナショナル ……31, 89
NIC ……32, 90
NOC ……32, 90, 104
NYHAの呼吸困難の程度の分類 ……124

O

O-plan（OP）……22, 47, 105, 106, 112

P

POMR ……152
PONR ……121
POS ……18, 42, 45, 121
POS医療認定士 ……37
POSのステップ ……42

S

SNOMED®-CT ……32
SOAP ……18, 47, 112

T

T-plan（TP）……22, 47, 105, 106, 112

和文

あ

アセスメント ……22, 43, 47, 68, 112
——のステップ ……76
アソシエートナース ……148

い

一時的問題 ……131
医療情報技師 ……36
インタビュー ……70
インフォームド・コンセント ……11, 105, 141

う

ウィード,L.L. ……45

え

エビデンス ……28
援助計画 ……22, 47, 105, 106, 112

お

オーダリングシステム ……28
オープンクエスチョン ……70
温度表 ……123

か

カルテ ……7

カルテ開示……9, 10, 138
看護介入分類……32, 90
看護過程……19, 42
——のステップ……42
看護記録……7
——1号用紙……8
——監査表……158, 159
——の目的……7
——用紙……154
叙述型——……133
入院時——……8
問題指向型——……121
看護計画……5, 8, 44, 173, 105, 113
看護サマリー……176
看護実践国際分類……31, 91
看護診断……43, 88
——コード……92
——名……89
——ラベル……89
——リスト……5, 8, 92, 113, 172
看護成果分類……32, 90, 104
看護体制……146
看護データベース……8
看護に生かす基準・指針・ガイドライン集……11
看護の基本となるもの……60
看護目標……102
看護問題……43
——リスト……5, 8, 92, 113, 172
看護理論……59
監査……47, 152
形式の——……155, 156
質の——……155, 157
監査者……160
監査体制……153
監査面接……161
観察計画……22, 47, 105, 106, 112
患者参画型看護計画……105
患者目標……100, 114
がんの告知……12
関連因子……89
関連図……68
関連する状態（NANDA-I看護診断）……89

き

危険因子……89
機能的健康パターン……60
機能別看護……146, 149
基本的看護の構成要素……60
客観的データ……18, 20, 47, 78, 112
記録もれ……140

く

クリティカルパス……125
クローズドクエスチョン……70

け

経過監査……152
経過観察記録用紙……8
経過記録……6, 8, 46, 47, 112, 113, 174
形式の監査……155, 156
経時記録……130
結果監査……152

こ

構造監査……152
ゴードン,M.……60
呼吸困難……124
国際標準化機構……31
個人情報……23, 63
個人情報の保護に関する法律……9, 22, 64
個人情報保護法……9, 22, 64
固定チームナーシング……147, 149

し

シークエンス……68
次世代医療ICT基盤協議会……32
実践（看護過程）……44
質の監査……155, 157

疾病および関連保健問題の国際統計分類 ········ 31，91
指導・教育計画 ················· 22，47，105，106，112
主観的データ ······················· 18，20，47，78，112
情報技術 ··· 28
情報収集 ·····································46，58，63
——用紙 ··8，59
医師の—— ··· 58
看護師の—— ·· 58
初期計画（POS）·· 46
叙述型看護記録 ··133
診断群分類包括評価 ································· 33
診断指標 ··· 89
シンドローム ·· 93
診療記録 ···7
——の開示 ···9，10
診療情報開示 ·· 10
診療情報管理士 ··· 35
診療情報の提供等に関する指針 ··················· 10，29
診療データ一元化 ······································ 33
診療の補助 ··120
診療録管理体制加算 ································· 35

す

スタンダードケアプラン ······························107

せ

精神疾患の診断・統計マニュアル ···················· 31
全米看護診断分類会議 ································ 88

ち

チームナーシング ······························ 146，149
チャート ···7

て

データベース ······································7，59，80
適時監査 ··152
電子化 ·· 31
電子カルテ ··· 28，34
——の有用性 ·· 34
テンポラリー ···131

な

ナンバーサイン ··································45，112

に

日本POS医療学会 ·······································152
入院時看護記録 ···8
入院時看護データベース ························4，7，166

は

バージニア・ヘンダーソン ···························· 59
排泄セルフケア不足（NANDA-I看護診断）····93，100
ハイリスク群（NANDA-I看護診断）················ 89
判読困難 ··140

ひ

ビッグデータ ·· 33
皮膚統合性障害リスク状態（NANDA-I看護診断）
··95，101
ヒュー・ジョーンズの呼吸困難の程度の分類 ·······124
評価（看護過程）·· 44
標準看護計画 ···107

ふ

フィジカルアセスメント ·······················68，71，72
フィジカルイグザミネーション ······················ 71
フォーカスアセスメント ······························ 77
不完全な記録 ···140
不適切な修正方法 ······································140
プライバシーの保護 ·································· 12，63
プライマリナーシング ························· 147，149
プライマリナース ······································148
フローシート ··························· 6，8，120，123，175

へ

ヘルスプロモーション型看護診断 ···················· 93
ヘンダーソン,V. ··· 59

ほ

包括医療費支払い制度 …… 33
北米看護診断協会 …… 88
ボルグスケール …… 125

ま

マージョリー・ゴードン …… 60

も

モジュール型ナーシング …… 147, 149
問題志向型看護記録 …… 121
問題志向型システム …… 18, 42, 45, 121
問題志向型診療記録 …… 152
問題焦点型看護診断 …… 92, 93, 94, 100
問題点の抽出（POS） …… 46

よ

欲求の階層 …… 75

り

リスク型看護診断 …… 92, 93, 94, 100

ろ

労働と看護の質向上のためのデータベース …… 34
ローレンス・ウィード …… 45

NEW実践！ ナースのための看護記録 第4版

2002年 12月 10日 初 版 第1刷発行
2007年 7月 10日 初 版 第9刷発行
2008年 2月 20日 改訂版 第1刷発行
2012年 7月 5日 改訂版 第8刷発行
2013年 12月 20日 第3版 第1刷発行
2015年 1月 9日 第3版 第2刷発行
2019年 12月 5日 第4版 第1刷発行

著者 古橋(ふるはし) 洋子(ようこ)
発行人 影山 博之
編集人 小袋 朋子

発行所 株式会社 学研メディカル秀潤社
〒141-8414 東京都品川区西五反田2-11-8
発売元 株式会社 学研プラス
〒141-8415 東京都品川区西五反田2-11-8

DTP 株式会社明昌堂
印刷所 株式会社リーブルテック
製本所 同 上

この本に関する各種お問い合わせ先
【電話の場合】
●編集内容についてはTel 03-6431-1237(編集部)
●在庫についてはTel 03-6431-1234(営業部)
●不良品(落丁，乱丁)についてはTel 0570-000577
学研業務センター
〒354-0045 埼玉県入間郡三芳町上富279-1
●上記以外のお問い合わせはTel 03-6431-1002(学研お客様センター)
【文書の場合】
●〒141-8418 東京都品川区西五反田2-11-8
学研お客様センター
『NEW実践！ ナースのための看護記録 第4版』係